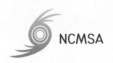
NCMSA

标准的样子

医疗相关标准执行优秀案例

主　　编：高学成

执行主编：王　强　郑云雁

人民卫生出版社
·北京·

图书在版编目（CIP）数据

标准的样子：医疗相关标准执行优秀案例/高学成
主编. —北京：人民卫生出版社，2020.8
ISBN 978-7-117-29541-3

Ⅰ. ①标… Ⅱ. ①高… Ⅲ. ①医药卫生组织机构–医
药卫生管理–案例–中国 Ⅳ. ①R197.32

中国版本图书馆CIP数据核字（2020）第145167号

人卫智网	www.ipmph.com	医学教育、学术、考试、健康，购书智慧智能综合服务平台
人卫官网	www.pmph.com	人卫官方资讯发布平台

标准的样子——医疗相关标准执行优秀案例
Biaozhun de Yangzi——Yiliao Xiangguan
Biaozhun Zhixing Youxiu Anli

主　　编：高学成
出版发行：人民卫生出版社（中继线 010-59780011）
地　　址：北京市朝阳区潘家园南里 19 号
邮　　编：100021
E - mail：pmph @ pmph.com
购书热线：010-59787592　010-59787584　010-65264830
印　　刷：三河市潮河印业有限公司
经　　销：新华书店
开　　本：710×1000　1/16　印张：12
字　　数：203 千字
版　　次：2020 年 8 月第 1 版
印　　次：2020 年 11 月第 1 次印刷
标准书号：ISBN 978-7-117-29541-3
定　　价：50.00 元

《标准的样子——医疗相关标准执行优秀案例》 编写委员会

主　　编：高学成

执行主编：王　强　郑云雁

编　　委：王力红　皮红英　阮小明　陈文祥　周　军　王永晨

　　　　　李路平　刘丽华　姚晓静　商允伟　宋秀全　肖景丹

　　　　　巫小波　刘雪涛

编　　者：（按姓氏笔画排列）

马　波　毛海婷　公衍文　文　博　孔东池　史铁英

吕　鹏　刘玮楠　刘嘉周　齐向秀　孙　莉　孙　鹏

孙文彦　孙佳音　孙嘉伟　李　俊　李六亿　李映兰

李福琴　杨丽娟　吴永仁　吴安华　邱颖婕　张　川

张　丽　张翔宇　陈　雨　陈玉国　范　玲　林炜炜

林俊杰　金静芬　赵　敏　柳青峰　姚　希　贺连香

栗　英　徐双燕　高　娜　黄　笛　黄　超　黄禄梁

蒋　帅　蒋庭德　韩　轶　韩　辉　程书栋　曾　翠

薄　琳　穆润清　魏　民

前　言

习近平总书记指出，标准助推创新发展，标准引领时代进步。标准工作是卫生健康事业的重要组成部分，医疗相关标准在规范医疗机构和医务人员行为、保证医疗质量和医疗安全，推动医疗服务高质量发展等方面发挥着十分重要的作用。医疗相关标准不仅覆盖医疗机构管理、医疗服务、医院感染控制、护理、临床检验、血液等领域，也包含医疗卫生建设装备、基层卫生健康、老年健康、妇幼健康等方面。

国家卫生健康委医管中心承担着医疗相关标准的综合管理工作。在委法规司和相关司局的指导下，在深入调研的基础上，决定以促进标准的贯彻实施为核心，在2017—2018年度首次开展医疗相关标准执行竞技赛活动。这项活动得到了各专业标准委员会的大力支持和各级各类医院的热列响应，来自29个省份的348家医疗机构及相关单位提交了合格案例1 011项。我们制定了严密的实施方案，组织了高水平的专家团队，采取了匿名评选、案例回避、公平签承诺等一系列严格措施，努力做到评选过程平稳有序，评选结果公正合理。

这次医疗相关标准执行竞技赛，展示了我国各级各类医疗机构对医疗相关标准的认识、传播和实施情况，提供了交流沟通和学习借鉴的良好机会。根据一些同志的意见，我们把评选出的6个卓越案例和11个示范案例进行汇编，供同志们学习、分析、借鉴。希望通过我们的工作，大家对标准工作思想更加重视，实施更加有力，思考更加深入，共同推动医疗相关标准工作适应新时代，迈上新台阶，实现高质量发展。

在此，诚挚感谢大家对我们工作的支持，感谢大家为医疗相关标准工作所作出的贡献！

编　者

2020年5月

目 录

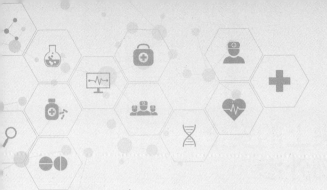

第一章

卓越案例

守护针尖上的安全，降低药物外渗

——《静脉治疗护理技术操作规范（WS/T 433—2013）》
（中南大学湘雅医院）

 一、执行标准的背景

中南大学湘雅医院成立于1906年，是我国最早的西医院之一，至今已有112年历史；也是国家首批临床重点专科护理建设项目单位，2010—2013年连续四年荣获国家卫生健康委颁发的"医院改革创新奖"；拥有6个国家重点学科、25个国家临床重点专科、2个国家级科研平台、24个部省级重点实验室和研究中心，也是国家老年疾病临床医学研究中心单位，2017年SCIE数据库收录论文数量居全国医疗机构第五。

为践行《静脉治疗护理技术操作规范》（以下简称《静脉治疗规范》），我院组织静脉治疗、药学、血管外科、医院感染控制、超声放射影像、皮肤、烧伤、伤口等多学科专家组成MDT（Multi-disciplinary Team）专家团队，强强联合，为患者安全输液保驾护航；同时建立了先进的静脉药物配置中心（pharmacy intravenous admixture services，PIVAS）、血管通路培训中心、PICC（peripherally inserted central catheter）置管与维护中心。为保障落实操作规范，依据《静脉治疗规范》，护理部完善了14项静疗护理技术操作流程，26项静疗并发症的评估与处理流程，10项静脉治疗应急预案，并规范了静脉治疗质量查检表、中心静脉置管知情同意书、拔管记录单、健康宣教单等。

自《静脉治疗规范》实施以来，我院将《静脉治疗规范》纳入护士、医师、药师三基培训与考核，从知识、技能、认证三个方面，规范所有从事静脉治疗操作医务人员的行为，并通过远程网络教育系统进行静脉治疗规范解读，范围覆盖包括黑龙江、江西、青海、西藏、新疆等23个省（直辖市、自治区）的251家医院。

　　为了监控标准执行过程，通过查阅国内外文献、专家函询及本院药物外渗不良事件上报情况，我们确定了药物外渗发生率、药物外渗中重度伤害发生率作为静脉治疗质量监控指标，并建立了相关指标说明书；定义外渗发生率、外渗中重度伤害发生率、明确了纳入和排除标准、数据收集方法、数据汇总、分析及验证、信息发布、指标的目标/阈值、指标计算公式、药物外渗伤害程度分级（表1）。

表1　中南大学湘雅医院静脉治疗质量监控指标说明书

指标类型	☐ 战略优先改进指标　■ 科室/部门指标　☐ 合作性指标		
指标负责单位（人）：护理部——高红梅	完成时间：2014.12.30		指标选择理由：国内等级医院评审要求
指标名称：住院患者药物外渗发生率	分子：住院患者发生药物外渗的人数 分母：住院患者腐蚀性药物输注总人数 指标初始来源：1. OA系统上报　2. 电子病历系统		
指标类型	☐ 结构　☐ 过程　☐ 结果　■ 过程和结果		
定义			
药物外渗：静脉输液过程中，腐蚀性药液进入静脉管腔以外的周围组织。 腐蚀性药物：包括化疗药、血管活性药物、高渗药物、强酸强碱药物等。			
纳入标准			
包括任何年龄阶段的患者住院期间，所发生的药物外渗			
排除标准			
外院带入的药物外渗			
预期报告周期：每月报告，每年回顾	数据评估频率：☐ 每天　☐ 每周　■ 每月　☐ 每季度		
数据收集方法：■ 回顾性　☐ 共存性	目标样本和样本大小：住院期间发生药物外渗的所有患者 健康领域：全院所有护理单元		
指标的目标/阈值：药物外渗发生率≤0.20%	药物外渗中重度伤害发生率：≤0.10%		

续表

数据汇总和分析

数据来源： OA系统合理安全输液预警监控系统（以下简称"输液预警监控系统"）
①统计OA系统每月不良事件上报的全院住院患者发生药物外渗人数及Ⅰ型和Ⅱ型外渗人数；
②统计每月全院住院患者腐蚀性药物输注总人数及腐蚀性药物选择中心静脉输注人数；
③计算药物外渗发生率和药物外渗中重度伤害发生率、输液工具选择正确率；
④使用《静脉治疗管理专项查检表》对输液外渗进行专项查检。

数据验证

①对通过OA系统上报的所有药物外渗事件进行审核，判断是否与定义相符；
②使用统一的静脉治疗专项查检表，并对查检人员进行统一培训。

信息发布

①每季度通过护理质量通信向每个员工发布静脉治疗相关数据；
②每年度向医院质量管理委员会报告。

指标计算公式

药物外渗发生率=发生药物外渗人数/腐蚀性药物输注总人数×100%
药物外渗中重度伤害发生率=（Ⅰ型+Ⅱ型外渗人数）/腐蚀性药物输注总人数×100%
腐蚀性药物输液工具选择正确率=腐蚀性药物选择中心静脉输注人数）/腐蚀性药物输注总人数×100%

药物外渗伤害程度分级[1]

分型	临床表现
外渗反应前综合征	少量无外渗但表现出严重的静脉炎和局部高敏感性
Ⅰ型	输注部位周围皮肤起水泡和肿胀发硬
Ⅱ型	输注部位出现扩大的软组织损伤

通过持续监控发现，2015年4~6月，药物外渗发生率0.22%~0.36%（目标值≤0.20%），药物外渗中重度伤害发生率0.11%~0.15%（目标值≤0.10%），药物外渗发生率和中重度药物外渗伤害发生率持续不达标。针对此情况，护理部静脉治疗质量管理小组，对药物外渗排名前10的科室进行现场查检，找出导致药物外渗发生率高的主要原因有：输液工具选择不当、药物性质认识不足、健康宣教落实不到位。

二、执行标准的计划

我们以降低药物外渗作为持续改进项目，以控制药物外渗发生率≤0.20%，药物外渗中重度伤害发生率≤0.10%为改进目标，并通过运用思维导图（图1）设计药物外渗系统化干预策略，并严格落实，包括：组建多部门管理团队、开展系统科学培训、规范输液工具选择、标准化药物外渗处理、药物外渗风险预警管理。

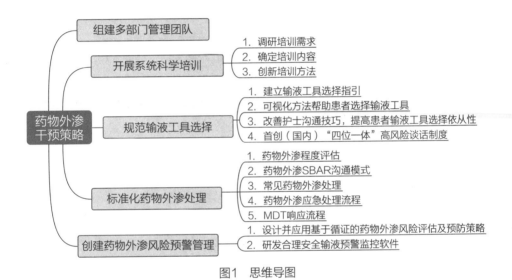

图1　思维导图

三、执行标准的过程

策略1：组建药物外渗多部门管理团队

在静脉治疗MDT专家团队的基础上，我院组建以护理部、医务部、药学部、网络信息中心为主的多部门药物外渗管理团队，以进一步加强部门间沟通与合作。护理部负责评估、预防、预警及药物外渗处理；医务部负责协调，参与外渗预防处理；药学部负责界定药物性质，指导外渗处理；网络信息中心负责构建智能化信息系统，实时在线智能提醒药物性质及输液工具选择。

策略2: 开展系统科学培训

通过对全院护士进行药物外渗知、信、行调研,明确培训需求,开展系统科学培训。确定培训内容为:药物性质评估、输液工具选择、药物外渗处理。采用有影响力的骨干人物(power opinion leader, POL)行为干预培训模式,即通过对科室不同层级护士中有影响力的骨干护士进行药物外渗系统培训,使其在工作中对同伴持续传播外渗相关防治知识,示范外渗预防处理的正确方法;并定期组织POL护士重聚与反馈,了解POL护士在传播外渗防治知识及示范外渗预防处理的过程中,存在的问题、困难与对策,POL护士之间进行经验交流,取长补短,出谋划策,达成共识。这种从群众中来到群众中去的干预策略,紧贴临床实践,容易在护士中产生共鸣,大大改善了干预的效果,最终达到改善科室全体护士有关外渗防治的技能。

策略3: 规范输液工具的选择

输液工具选择不正确带来的最直接后果就是药物外渗,而我院现状调查结果显示,全院69个护理单元腐蚀性药物输液工具选择正确率均值不到60%。同期,某科室有一位慢性肾功能衰竭的患者,由于骨代谢异常需要输注腐蚀性药物——葡萄糖酸钙,由于家属拒绝中心静脉置管,在必须要保留未来动静脉瘘的情况下,护士无奈选择右下肢留置针输液。但刚输液不久,发生了药物外渗!针对该典型案例,我们进行根因分析,绘制鱼骨图(图2)。分别对人员、管理、材料三个维度,患者、护士、制度、督查、培训、团队、输液工具、药物8个方面进行深入剖析,发现没有正确选择输液工具的主要原因是①护士的风险评估意识不足;②宣教不充分;③患者/家属依从性差;④管理上缺乏可操作的输液工具选择指引。

针对以上原因,我们采取了以下整改措施:①在药学部的协助下,对药物性质进行分类;明确高危外渗药物的种类,并建立全院高危外渗药物输液工具指引及专科特色的高危外渗药物输液工具指引。②对患者和家属采用图文并茂的宣教单、宣教视频,动态指引图等可视化方法,帮助患者或家属认识正确选择输液工具的重要性。③对护士采取多形式的沟通培训,如护患沟通情景模拟培训、静脉治疗规范辩论赛、PICC健康教育大赛;并推行以Teach-back(回授法)的健康教育方法宣讲外渗发生原因及后果,指导患者

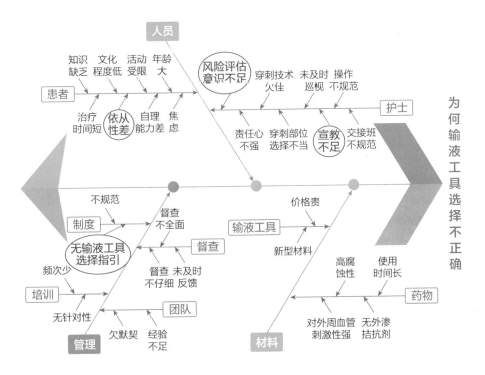

图2　输液工具选择不正确原因分析

正确选择输液工具及置管后正确维护，获取患者反馈；环环相扣，改善护士沟通技巧，提高护士宣教能力。④针对病情严重、置管困难及置管高并发症风险等特殊病例，在国内首创由静疗专家、律师、医生、患者或家属组成的"四位一体"高风险谈话，并形成医院文件和常规制度，提高了患者对药物外渗风险的理解力。通过一系列的努力，2015—2018年全院腐蚀性药物输液工具选择正确率，连续四年稳步提升，从59.49%提升到88.55%（图3）。

策略4：标准化药物外渗处理

尽管药物外渗可防可控，但目前仍无法完全避免。根据《静脉治疗规范》及临床需求，我们构建了药物外渗程度评估表、药物外渗SBAR（situation background assessment recommendation）沟通模式表、常见药物外渗处理指引、药物外渗应急处理流程以及MDT响应流程。层层递进的流程指引帮助临床护士，做出正确的处理决策！

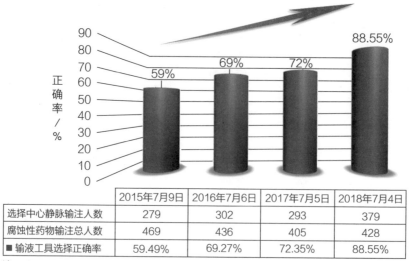

	2015年7月9日	2016年7月6日	2017年7月5日	2018年7月4日
选择中心静脉输注人数	279	302	293	379
腐蚀性药物输注总人数	469	436	405	428
■ 输液工具选择正确率	59.49%	69.27%	72.35%	88.55%

注：$x^2=53.267$，$P=0.000$

图3 全院腐蚀性药物输液工具选择正确率

策略5：创建药物外渗风险预警管理平台

创新药物外渗风险预警管理，设计并应用基于循证的药物外渗风险评估及预防策略。为了使药物外渗的防控变成长效机制，更具操作性，医护药联合携手研发并应用合理安全输液智能预警监控系统，实现了实时在线高危外渗药物警示、输液工具智能决策、药物外渗、静脉炎、导管堵塞等、静脉治疗并发症处理指引在线报告及大数据收集分析与评价，可对全院输液工具选择的正确率及并发症处理的有效性，进行实时动态监控，及时干预（图4~图5）。

图4 合理安全输液预警监控系统

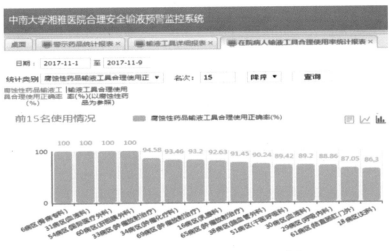

图5　腐蚀性药物输液工具合理使用正确率

四、执行标准的成效

2015—2018年，全院药物外渗发生率持续下降，分别为0.184%、0.148%、0.131%、0.116%，药物外渗中重度伤害发生率分别为0.087%、0.073%、0.057%、0.040%，完全达到既定目标。此外，全院腐蚀性药物输液工具选择正确率从59.49%提升到88.55%，护士药物外渗知、信、行得分显著提高；规范并形成了输液工具选择、药物外渗处理等标准化作业书，并在区域推广。

湘雅医院静疗团队研发了国内首个医护药一体化合理安全输液智能预警监控系统，能实现药物说明书在线查询、高危外渗药物警示、输液工具选择、药物外渗处理等人工智能预警与决策及实时监控，此系统向10家省市级医院推广应用。为解决上腔静脉阻塞化疗患者的输液难题，团队在国内开展经大腿中部股浅静脉PICC置管，获得医生、护士、患者的好评，研究成果在2016年世界肺癌大会及2017年世界肿瘤大会上作主题发言，在国内多个学术交流会上进行专题讲座，受众2 000余人次，并培养86名全国PICC专科护士应用此方法。主办全国静疗培训会6次，受众近2 000名；定点帮扶基层医院10家；建立全国"医护患"PICC立体维护网点155家；创建"静疗惠"自媒体品牌，点击量达38 000人次。总之，通过多途径将践行《静脉治疗规范》的湘雅模式在区域推广。

团队在国内率先将POL行为干预培训模式引入到《静脉治疗规范》培训中，以此探索长效改变护士行为的培训模式。培训有影响力的骨干护士48名，并通过这些护士在日常工作中对其同伴进行持续的静脉治疗相关知识传播和正确的静脉治疗操作示范，潜移默化改变其同伴不规范静脉治疗行为，最终在科室中形成遵循静脉治疗规范的群体行为，达到降低药物外渗的目的。

在执行《静脉治疗规范》的五年里，医院获得静脉治疗发明专利1项、实用新型专利20项、主持课题4项、主编专著2本、发表SCI 4篇、Medline 4篇、CSCD 6篇、统计源20篇；并获得了多项国家级及省级荣誉：首届国家医疗相关标准执行竞技赛卓越案例，中华护理学会创新发明奖，全国静脉输液护理专项科研课题研究方案特等奖，第三季"循道杯"全国总决赛一等奖，联合国艾滋病规划署、世界劳工组织、中国人力资源和社会保障部联合颁发的医院职业安全健康优秀单位，中华护理杂志社全国PICC最佳研究方案，湖南省科学技术进步奖，中南大学医疗新技术成果奖等。

 五、执行标准的总结

标准的出台，为临床静脉治疗点亮了一盏明灯！在践行标准的过程中，我们一路收获一路思考。我们通过探索，找到了如何预测药物外渗早期风险、怎样鉴别疑难罕见并发症、如何应对超出规范的特殊情形的答案：研发并应用预警监控系统实现药物外渗早期风险预防智能决策；多学科协作，规范静脉治疗罕见并发症的预警、评估与处理；对超出规范的特殊情形，通过循证和创新探索新方法。

在执行标准的路上，我们采用了系统标准培训，推进标准落实；多学科合作，规范并发症处理；"四位一体"高风险谈话，确保患者知情同意；安全输液软件，实时预警监控；科学管理工具，持续质量改进；确保了标准的落实。

守护针尖上的安全，就是守护人类健康！不忘初心，方得始终！践行标准，我们一直在路上……

（李映兰　贺连香）

2 "曲静通优"处，行标护安全

—— 《静脉治疗护理技术操作规范（WS/T 433—2013）》
（北京协和医院）

一、执行标准的背景

在挽救患者生命、促进患者康复的护理工作中，静脉治疗技术发挥着不可替代的作用。我院于2006年设立静脉治疗专科护士岗位，作为中华护理学会和北京护理学会静脉治疗专科护士临床教学基地，于2006年组建多学科静脉治疗团队，同年设立专职静脉治疗专科护理岗位，开展专业的静脉治疗护理工作。2011年，我院牵头联合11家单位共同制定了《静脉治疗护理技术操作规范》（以下简称《静脉治疗规范》），不断修订和健全院内相关制度，规范静脉治疗的每一个关键环节，并于2013年建立现代化静脉治疗培训中心，配置静脉治疗模拟教学设备，开展静脉治疗的风险评估，合理选择输液工具，综合运用新技术保障患者输液安全。同时，也培养了一支具备国际前沿理念和精湛技术的优秀护理团队，为患者提供了精准优质的静脉治疗护理服务。这些也为《静脉治疗规范》的成功建立及贯彻实施提供了强有力的保障，确保我院的静脉治疗综合管理水平不断提升。

二、执行标准的计划

为保障《静脉治疗规范》安全落地，护理部提出了"一三五"计划（图1），即一项标准统领全院，通过宣传贯彻、临床实施、质控反馈三个环节，实现静脉治疗全员化、标准化、规范化、常态化、专业化五个目标。

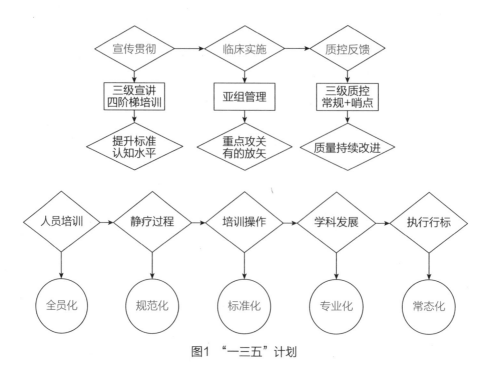

图1 "一三五"计划

三、执行标准的过程

1. 宣传贯彻

作为制定《静脉治疗规范》的牵头单位，认真贯彻和实施标准责无旁贷。医院首先采取网络问卷的形式，开展以静脉治疗现况为基础的调研工作，多维度、多角度调研了全院1 800余名临床护士（图2）。调查内容涵盖静脉治疗规范的各个环节，包括了解《静脉治疗规范》知晓率、主动评估执行情况、技术操作环节及职业防护四大方面。通过调查，了解了临床的实际情况，确定关键环节，将培训与静脉治疗实践紧密结合，有的放矢地开展全院-大科-病房三级宣讲，对静脉治疗专科小组成员、护理骨干、责任护士、进修生及实习生进行多种形式的四阶梯培训，通过多次宣讲和多种形式的操作培训，确保了全员知晓和全员规范执行。

培训内容围绕《静脉治疗规范》，通过专题会议、专家讲座、学术沙龙

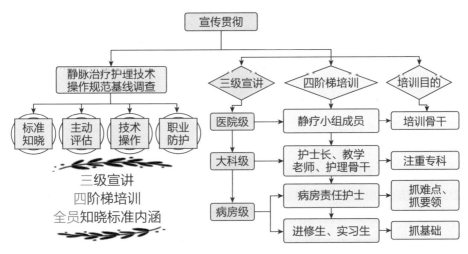

图2 宣传贯彻流程

和病例讨论等形式开展理论培训；通过操作演示、技术练兵、临床程式化直观教学测试（objective structure clinical examination，OSCE）、评估、实景考核、模拟培训、应急演练、职业防护等多种形式开展技能培训，实现了《静脉治疗规范》的标准化培训体系。

培训人员以不同层级护士为核心，要求全体护士掌握《静脉治疗规范》，以护士不同层级岗位需求及能级特点为切入点，强调分层培训实效性，注重护理人员贯彻执行《静脉治疗规范》的能力培养，通过分层考核对全院护士进行全面的静脉治疗标准化操作培训，不断提升全院护士知晓率及合格率。

2. 临床实施

"独行快、众行远"。我院作为国家卫生健康委指定的全国疑难重症诊治指导中心，以学科齐全、技术力量雄厚、特色专科突出、多学科综合优势为支撑，于2006年在国内建立由专科护士、放射科、超声医学科、药剂科、血管外科等组成的以患者为中心、以护士为主导的多学科团队协作（MDT）模式。静脉治疗MDT团队运用多学科优势互补，通过深入研究、查找问题，重点攻关，在静脉治疗专科护理小组的范围内又细分了风险筛查组、操作组、监管组、科研组四个亚组。

风险筛查组依据《静脉治疗规范》，建立了"五评估"方法，即在静脉治疗过程中对患者自身因素、用药方案、穿刺部位及工具、置管风险及依从性进行评估，做到风险预判，为患者选择最佳治疗方案，并在全院全面推广了静脉留置针的使用，真正实现了临床钢针"零"容忍。

操作组通过加强对实习护士的基础带教，对全院护士分层级进行静脉治疗专项培训、院内遴选优秀骨干成为静疗专科护士并建立技术档案，逐步形成了实习护士、注册护士、专科护士、静疗护理专家的"金字塔"能级模式（图3）。实习护士进行静脉治疗时严格履行"一对一"带教模式，由具备资质的注册护士老师进行指导。注册护士的主要职责是进行外周静脉导管的置入、静脉导管维护及治疗。专科护士开展外周置入中心静脉导管（peripherally inserted central catheter，PICC）置管及并发症防治相关工作，静脉治疗护理专家则进行全院疑难患者的静脉治疗会诊及指导工作。全院护理单元遇到静脉治疗相关问题，先由静脉治疗专科护理小组成员进行评估，遇疑难病例则申请静脉治疗护理专家进行护理会诊。各能级护士各司其职，为患者的静脉治疗安全保驾护航。

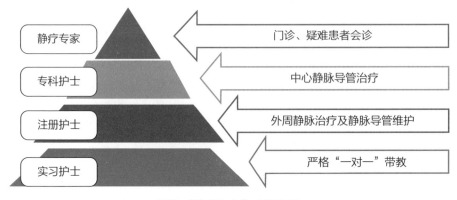

图3 "静疗专家"培养路径

此外，操作组对照《静脉治疗规范》，制作口袋书，录制操作视频，搭建自主学习平台，加强宣传培训，确保全院护士操作标准化，并创新提出以无张力粘贴、双螺旋、蝶形固定、高举平台的外周静脉留置针"四合一"改良固定策略，以及多手指触摸血管法、穿刺者位置、超声初步判断导管位置、心电图（Electrocardiogram，EKG）导管尖端定位、上臂呈L形摆放、棉棒按压、纱布衬垫、无菌敷料保护末端导管的PICC八大技术革新，保障全院静脉治疗执行《静脉治疗规范》常态化。

监管组制定静脉治疗质量监测指标，如：皮肤情况、导管外露长度、贴膜完整性、上臂臂围、并发症等，确保静脉治疗过程规范化。建立并发症数据库，依托信息平台上报机制，对患者及临床的实际情况进行实时、动态、持续的监测。

科研组以临床问题为导向，不断循证实践，给患者提供更加精准专业的护理服务。例如，对于需要依靠升压药物维持血压的重症患者，更换注射泵针的时间差虽然很小，却会引起血压的急剧波动。我院的护理团队通过实施集束化护理策略，采用双泵更换、双泵延迟、并联三通的方法，使换泵过程无缝衔接，攻坚了"更换注射泵针引起血压波动"的难题，保障了重症患者的生命安全。

此外，科研组还通过循证护理方法促进静脉治疗专科发展，以临床问题确立循证主题。例如，赴海外学习的护理骨干发现国外通常使用酒精棉片消毒接头，而国内则使用安尔碘棉签消毒，为探索哪种方法更有效，科研组通过在循证医学中提出问题的方法（patientor or population、intervention、comparison、outcome，PICO），确立实证问题，进行文献检索和系统评价，设立临床试点病房进行循证策略的实践，将导管相关性血流感染、导管末端细菌检测、消毒时间、护士感受、经济成本作为结局指标，得出使用酒精棉片消毒无针接头优于使用安尔碘棉签消毒的结果，荣获安全输液循证护理实践培训金奖。

3. 质控反馈

我院护理人员始终追求精益求精。通过建立静脉治疗质量持续改进体系，运用PDCA管理方法，创新提出普遍监控与哨点监控相结合的方法，全方位覆盖静脉治疗各个环节。普遍监控覆盖全院所有科室，监控内容围绕《静脉治疗规范》，对主动评估执行率、操作流程、职业防护及并发症监测进行全方位监控，反映静脉治疗疗效的普遍规律；哨点监控则根据护理单元输液量及风险系数确立重点科室，除全院监控指标外，重点对药物外渗率、导管相关性血流感染发生率进行监控，通过对重点科室、瓶颈环节的不定期抽查监控，保障静脉治疗安全。

另外，我院通过开展行动研究指导临床护理实践，应用螺旋循环上升的行动研究法控制急诊重症监护病房导管相关性血流感染的发生率，从16.9‰下降至8.9‰，下降了47%，医护人员操作水平明显提升，实现了静脉治疗质量持续改进，实现了学科发展专业化。

四、执行标准的成效

《静脉治疗规范》在我院扎根落地，极大地提高了静脉导管的置管成功率，降低了药物外渗、静脉炎等相关并发症的发生。数据显示，与2013年相比，2017年我院外周静脉炎发生率由7.3%下降至5%，PICC堵管率由5.7%下降至0.6%，PICC非计划拔管率由0.45%下降至0.1%。

近年来，我院静脉治疗专科护士队伍逐年壮大，人数由12人增至77人。我院引进机器人配置化疗药以减少职业伤害，化疗岗前培训体系日臻完善。发挥引领辐射作用，在全国范围解读《静脉治疗规范》百余次，促进全国静脉治疗操作水平的提升。3年来，我院发表静脉治疗相关SCI论文12篇，核心期刊论文40余篇，获得科研项目8项、专利10余项，获得中华护理学会科技奖二等奖、北京护理学会护理成果奖一等奖、华夏医学科技二等奖等多项国家级、省部级、院级护理成果奖和科技创新奖。

我院多学科静脉治疗专科团队在每个人的不懈努力下，以患者为中心，扎根于临床，在静脉治疗专科方面获得了显著成效。曾经有一名住院患者肠道19处穿孔及断裂，并多发肠瘘及感染，我院静脉治疗专科团队立即开展多学科会诊，对患者病情集中分析，并结合患者的病情变化随时调整，制定出科学、合理、规范的最佳治疗方案。最终顺利帮助患者维持了长达370天的静脉营养支持，输入营养液共计1.5吨，为9次手术赢得了时机。身高一米八的他，病重时体重仅有48.5公斤，出院时已恢复到69公斤，并且重返工作岗位。此病例作为静脉治疗的经典案例，与我院共同参与救治的多个学科一起荣获国家科技进步二等奖。

同时，我院每年举办静脉治疗的国家级继续教育培训班，为各级医院培养静脉治疗专科护理学员千余人。护理人员走出医院，走进社区，深入基层，为社区护士、患者家属进行培训，让那些长期需要静脉支持的患者足不出户，也能享受到同样高标准的静脉治疗。我院护理人积极响应中组部"组团式"援藏的号召，连续四年选派护理骨干赴西藏自治区人民医院进行"造血式"帮扶。建立了西藏第一个静脉治疗专科基地，实现西藏静脉治疗专科护士"零"的突破，让行业标准辐射到世界屋脊，生根发芽，开花结果。

 五、执行标准的总结

在执行《静脉治疗规范》过程中，我们通过调查摸底，确定培训关键点，使培训去繁就简；通过严格掌握专科护士准入制度进行专科护士培养，以提高静脉治疗疗效；通过科学质控，把握哨点，减少不良事件发生，把细节做到极致；通过反思临床问题发掘科研项目，推动护理创新发展。我院静脉治疗，在一代又一代护理人的共同努力下，发展到了前所未有的新高度。

《静脉治疗规范》的执行，就是要遵守行业标准，践行护理管理系统化；尊重人才，打造护理队伍专业化；遵守制度，实现静脉治疗规范化；尊重创新，开创护理改革科学化。《静脉治疗规范》制定的初心，就是要扎根临床，造福患者。《静脉治疗规范》颁布至今已经五年，我们不曾有丝毫懈怠，从一次性外周静脉输液钢针、外周静脉留置针到PICC、中心静脉导管、输液港，静脉治疗技术不断创新，不断进步，不变的是对《静脉治疗规范》一丝不苟的执行，对患者绵绵不绝、永恒不变的爱。

（孙文彦　刘玮楠）

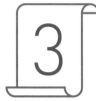

3 健康中国，检验先行，国人标准，利国利民

——《血细胞分析参考区间（WS/T 405—2012）》及《临床常用生化检验项目参考区间第1部分（WS/T 404.1—2012）、第2部分（WS/T 404.2—2012）、第3部分（WS/T 404.3—2012）》（中国医科大学附属第一医院）

✚ 一、执行标准的背景

临床检验已成为健康评估和疾病诊断、疗效监测、预后判断的重要依据。检验结果正常与否必须通过参考区间来判断，部分检验项目参考区间因种族、性别、年龄而存在差异，还会受人群所在地域、经济水平、生活习惯等诸多因素影响。参考区间的准确性、适用性直接影响疾病的诊治效率，不适宜的参考区间甚至会导致错误的医学判断或医学干预，给患者造成心理和经济负担，同时还会造成医疗卫生资源的浪费。之前我国临床使用的大部分检验项目参考区间主要引自试剂厂家提供的欧美人群二三十年前的研究数据，少部分来自国内局部地区小样本人群研究结果，并且不同医院采用的参考区间多不相同。参考区间缺乏中国人群标准及参考区间不统一阻碍了我国人群健康评估和疾病诊治的科学性和有效性。

2012年12月25日，原卫生部正式发布第一批卫生行业标准，包括《血细胞分析参考区间（WS/T 405—2012）》《临床常用生化检验项目参考区间 第1部分：血清丙氨酸氨基转移酶、天门冬氨酸氨基转移酶、碱性磷酸酶和γ-谷氨酰基转移酶（WS/T 404.1—2012）》《临床常用生化检验项目参考区间 第2部分：血清总蛋白、白蛋白（WS/T 404.2—2012）》和《临床常用生化检验项目参考区间 第3部分：血清钾、钠、氯（WS/T 404.3—2012）》。我国成人参考区间系列标准的发布与实施，结束了我国长期引用国外标准的历史，为临床的健康评估和疾病诊治提供了科学依据。

中国医科大学附属第一医院的服务人群与参考区间建立时的参考人群具有可比性，参加实验室间质量评价成绩合格，实验室检测质量达到《临床生物化学检验常规项目分析质量指标（WS/T 403—2012）》和《临床血液学检验常规项目分析质量要求（WS/T 406—2012）》的相关要求，具备了行业标准执行的基础条件。

二、执行标准的计划

建立参考区间工作量和成本巨大，临床实验室引用适合本人群的参考区间比自建参考区间更为现实、可行。本参考区间标准主要供临床实验室验证、引用。

引用标准前需明确所引用参考区间在本实验室的适用性。我们采用PDCA管理模式，在本院验证和执行参考区间行业标准：

1. P——计划阶段

解读参考区间行业标准，评估其在本实验室的适用性，制定参考区间验证和应用计划。

2. D——执行阶段

严格执行下列计划内容：

（1）实验室验证：确认实验室检测质量，进行参考区间验证，评估适用性；

（2）临床评估：与临床科室充分沟通，获得临床认可；

（3）执行行业标准：修改参考区间并在全院应用。

3. C——检查阶段

定期进行参考区间应用后的跟踪评价，及时发现参考区间应用过程中出现的问题，并总结经验。

4. A——处理阶段

对出现的问题积极改进，对成功的经验加以推广。

 ## 三、执行标准的过程

1. 解读卫生行业标准

（1）标准的通用要求：临床实验室应首先考虑引用本标准的参考区间。本参考区间标准基于中国成年人群多中心研究结果（研究的检验结果可溯源至国际公认参考方法或标准物质）。参考区间建立研究工作量和成本巨大，临床实验室引用参考区间比自己建立参考区间更为现实、可行。

（2）标准的适用范围

1）适用于成年人群，不适合儿童、青少年（年龄＜18岁）以及孕妇。

2）适用于医疗卫生机构临床实验室的检验结果报告，相关体外诊断厂商也可参照使用。

（3）理解标准中关于参考区间结果的备注说明，避免不适当引用。

1）《临床常用生化检验项目参考区间：第1部分：丙氨酸氨基转移酶、天门冬氨酸氨基转移酶、碱性磷酸酶和γ-谷氨酰基转移酶》（表1）。

对于ALT和AST检测，IFCC推荐含5'-磷酸吡哆醛分析试剂，然而我国绝大多数实验室使用不含5'-磷酸吡哆醛试剂，需注意本实验室的检测方法；ALP参考区间按性别、年龄提供。

表1　中国成人血清丙氨酸氨基转移酶、天门冬氨酸氨基转移酶、
碱性磷酸酶和γ-谷氨酰基转移酶参考区间

项目	单位	分组	参考区间
血清丙氨酸氨基转移酶（ALT）	U/L	男	9~50
		女	7~40

项目	单位	分组	参考区间
血清丙氨酸氨基转移酶（ALT）[a]	U/L	男	9～60
		女	7～45
血清天门冬氨酸氨基转移酶（AST）	U/L	男	15～40
		女	13～35
血清天门冬氨酸氨基转移酶（AST）[a]	U/L	男	15～45
		女	13～40
血清碱性磷酸酶（ALP）	U/L	男	45～125
		女（20～49岁）	35～100
		女（50～79岁）	50～135
血清γ-谷氨酰转移酶（GGT）	U/L	男	10～60
		女	7～45

[a] 试剂中含有5'-磷酸吡哆醛

2)《血细胞分析参考区间》（表2）

实验室在引用本文件的参考区间时应注意下列情况：

①新生儿及儿童：白细胞和红细胞计数结果随年龄增长有明显变化；

②高海拔地区：高海拔地区人群血红蛋白和红细胞计数等参数的结果明显高于其他地区；

③以末梢采血方式采集时；

④由于民族、生活习惯、地区差异等因素造成血细胞分析结果明显变化。

表2　中国成人血细胞分析参考区间

项目	单位	性别	参考区间
白细胞计数（WBC）	×10⁹/L	男/女	3.5～9.5
中性粒细胞绝对值（Neut#）	×10⁹/L	男/女	1.8～6.3
淋巴细胞绝对值（Lymph#）	×10⁹/L	男/女	1.1～3.2
嗜酸性粒细胞绝对值（Eos#）	×10⁹/L	男/女	0.02～0.52

续表

项目	单位	性别	参考区间
嗜碱性粒细胞绝对值（Baso#）	×10⁹/L	男/女	0～0.06
单核细胞绝对值（Mono#）	×10⁹/L	男/女	0.1～0.6
中性粒细胞百分数（Neut%）	%	男/女	40～75
淋巴细胞百分数（Lymph%）	%	男/女	20～50
嗜酸性粒细胞百分数（Eos%）	%	男/女	0.4～8.0
嗜碱性粒细胞百分数（Baso%）	%	男/女	0～1
单核细胞百分数（Mono%）	%	男/女	3～10
红细胞计数（RBC）	×10¹²/L	男	4.3～5.8
		女	3.8～5.1
血红蛋白（Hb）	g/L	男	130～175
		女	115～150
红细胞比容（Hct）	L/L	男	0.40～0.50
		女	0.35～0.45
平均红细胞容积（MCV）	fl	男/女	82～100
平均红细胞血红蛋白量（MCH）	pg	男/女	27～34
平均红细胞血红蛋白浓度（MCHC）	g/L	男/女	316～354
血小板计数（PLT）	×10⁹/L	男/女	125～350

注：此参考区间适用于静脉血的仪器检测方法。

2. 验证标准的参考区间，评估其适用性

（1）核实标准附录A中参考区间建立过程中参考人群的信息是否与我院服务人群相一致。

（2）确认标准附录B中所列计量学溯源与我院检测系统溯源是否一致。

（3）按《临床实验室检验项目参考区间的制定（WS/T 402）》的有关规定进行参考区间评估和验证。参考区间验证的流程见图1，标准操作规程见附录A。

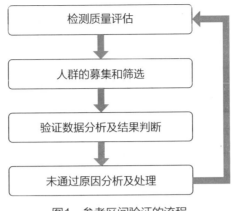

图1　参考区间验证的流程

3. 参考区间未通过验证时的处理程序

（1）对未通过验证的情况，应首先评价分析质量尤其是正确度，若证实是检测系统导致的分析质量问题，应改进或更换分析系统。分析质量评价可采用，但不限于下列方式：

1）分析可互通有证标准物质或其他适宜参考物质。

2）参加适宜正确度验证计划或标准化计划。

3）与性能可靠的其他系统或方法进行比较。

（2）若证明是人群原因（如民族、高海拔地区、特殊生活习惯等因素）未通过验证，则应按WS/T 402的要求建立或引用适宜参考区间。

4. 如通过验证，与临床沟通并更新参考区间

（1）在使用前与血液科、消化内科、肾内科、急诊科等相关临床科室充分沟通，获得认可并保存书面材料存档。

（2）拟更改的参考区间、验证报告、临床论证意见报医务部审批。

（3）通过科、院行政部门审批通过后，修改信息系统的参考区间，并验证各个节点的报告是否准确、一致，包括LIS端、HIS端、报告单、网络平台等。

（4）参考区间更改后要保证以前报告单中参考区间不变。

（5）通过信息平台全院告知。

四、执行标准的成效

1. 本院执行标准成效

实验室进行参考区间验证后所有项目均通过（表3和表4），共27项参考区间在我院开始应用，行业标准应用一段时间后，追踪临床反馈，应用效果良好。

表3 临床生化项目的验证结果

性别分组	男		女	
数量	27		44	
女性（20~49岁）数量	—		24	
女性（≥50岁）数量	—		20	
超限例数	下限	上限	下限	上限
ALT	0	0	0	0
AST	0	0	0	0
ALP（20~49岁）	2	0	0	0
ALP（≥50岁）			2	0
GGT	0	1	0	1
TP	0	0	0	0
ALB	0	0	0	0
K^+	0	0	0	0
Na^+	0	0	0	0
Cl^-	0	0	0	1

表4 血细胞项目的验证结果

性别	男		女	
数量	27		44	
超限例数	下限	上限	下限	上限

续表

WBC	0	0	0	0
LYMPH#	0	1	0	3
NEUT#	0	0	1	0
MONO#	0	2	0	0
EO#	0	2	0	0
BASO#	0	0	0	0
LYMPH%	0	1	0	0
NEUT%	0	0	0	0
MONO%	1	1	4	0
EO%	0	0	1	0
BASO%	0	0	0	0
RBC	0	0	0	0
HGB	0	0	1	1
HCT	0	0	0	1
MCV	0	1	1	0
MCH	0	0	3	1
MCHC	0	1	2	0
PLT	0	0	0	0

行业标准应用一段时间后，定期通过电话、面谈、会议等形式调查和追踪临床应用效果。目前临床普遍反馈良好。

2. 执行标准的推广

作为行业标准的起草单位，在认真执行标准的同时，还注重行业标准的推广应用。

（1）在《中华检验医学杂志》《中国卫生标准管理杂志》等杂志介绍和解读标准。

（2）在中华医学会检验医学分会、肝脏病学分会等全国学术会议进行宣讲、推广。

目前，这些参考区间行业标准已被军队《应征公民体检标准》《公务员录用体检操作手册（试行）》《招生体检及献血员筛查标准》采纳，并被《实验诊断学（第3版）》《全国临床检验操作规程（第4版）》《实用内科学》等规划教材及行业指南引用，并已在全国近80%的医院使用。

五、执行标准的总结

1. 执行行业标准过程中常见问题

（1）原有参考区间临床医生已习惯不愿意更改，如何处理？

耐心介绍原来参考区间的来源，以及新参考区间建立的背景和研究过程，得到临床医生的认同。

（2）验证参考区间时，如何界定入组个体的健康标准？

参考区间建立所需人群是"相对健康"的人群，不存在绝对健康的标准。筛选条件的选择参照行业标准，募集时注意人群的性别和年龄分布。在地方病流行地区，要避免有潜在疾病个体入组。

（3）在参考区间验证未通过时，如何分析未通过的原因？

1）检测系统问题：如实验室使用的是非配套检测系统（如使用A厂家仪器、B厂家试剂、C厂家校准品，尤其试剂与校准品不匹配），其结果的溯源性无法保障，建议重新评估或更换检测系统。

2）有潜在疾病个体入组，尤其在地方病流行地区：如广东地区无症状的地中海贫血基因携带者红细胞参数会出现异常，应排除。

3）个别项目的地区差异：高海拔地区血红蛋白含量略高；四川地区血小板水平略低，在这些情况下如参考区间验证不通过，建议自建或引用适合本地区人群的参考区间。

2. 标准执行过程中的管理经验

（1）需要医院行政部门的支持：基于实验室管理要求以及医改对互认的要求，让管理部门认识到应用本标准的必要性。

（2）获得临床科室的认可：尊重医生提出的意见，加强沟通和宣贯，让其了解标准的内容，避免信息不对称引起的误会。

（3）得到职能科室的配合：参考区间更改前由医务部门告知全院各临床科室医护人员；信息部门保证参考区间更新的准确和数据安全。更新后与医院上述部门紧密联系，保证及时发现问题及时解决。

3. 标准执行过程中的实践经验

（1）多个相关标准的联合应用和相互支撑：在参考区间标准执行过程中，认真学习和执行室内质控、室间质评、质量要求等质量管理相关的标准（图2），保证参考区间标准得到准确、有效的执行。

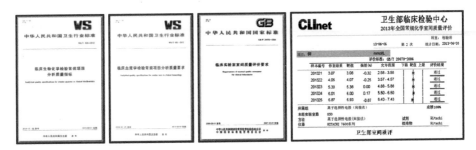

图2　参考区间标准执行过程中使用的相关标准

（2）经验总结

1）明确标准的应用范围是基础。

2）仔细解读标准内容是关键。

3）充分了解本实验室的检测质量是前提。

4）与临床密切沟通是保障。

5）验证未通过时认真分析原因很重要，必要时可考虑引用其他适宜的参考区间或参照WS/T 402行业标准自行建立。

临床检验是疾病诊疗、预后判断和健康评估的重要依据，健康中国离不开适合国人的临床检验项目参考区间。我们愿意将检验参考区间系列标准的践行方式以及推广应用模式和全国同道一起分享，为减轻患者就医负担，节约国家医疗资源而共同努力！

附录：参考区间验证的标准操作规程

1. 参考区间的使用原则

临床实验室在参考区间使用前应对其进行验证，验证时采用实验室正在使用的检测系统。验证结果符合要求后可直接使用，不符合要求则应从分析质量和人群差异等方面查找原因。

2. 参考区间验证方法

（1）健康个体选择标准：选择至少20名健康个体（性别和/或年龄存在差异的检验项目，则每组至少20名），性别和年龄分布均衡，年龄分布尽可能覆盖20~79岁各年龄段（附表1）。

附表1　验证人群的性别和年龄构成

项目 \ 年龄段	20~29岁		30~39岁		40~49岁		50~59岁		60岁及以上	
	男	女	男	女	男	女	男	女	男	女
生化和血细胞项目（除ALP）	4	4	4	4	4	4	4	4	4	4
ALP	4	7	4	7	4	6	4	a	4	20-a

注：a代表该年龄段人数，验证ALP时，50岁以上女性保证有20例；原则上参考区间无性别差异的项目，验证例数男、女共计20例即可。由于本次验证项目中同时包括了参考区间有性别差异项目和无性别差异项目，考虑到实际操作的可行性，验证例数总体要求男女各20例。

（2）健康个体筛选标准，参考行业标准中的筛选标准：无明确疾病，体格检查未见异常，无引起检测结果异常的生活方式或状态，实验室筛查结果符合要求，辅助检查未见异常。参考个体的入选标准（通用要求）：

1）自觉健康。

2）无已知的急、慢性疾病。

3）体格检查未见异常。

4）无引起结果异常的生活方式或状态。

5）实验室筛查结果符合要求。

6）其他辅助检查未见异常。

（3）健康志愿者采血前准备：按医院常规程序采集清晨空腹静脉血，空腹时间8~14小时，同时收集尿液标本10ml。

（4）检测质量要求（附图1）：室内质控CV值符合相关行业标准的分析质量要求。在标本检测前质控在控，相关检验项目参加的最近一次室间质量评价结果通过。

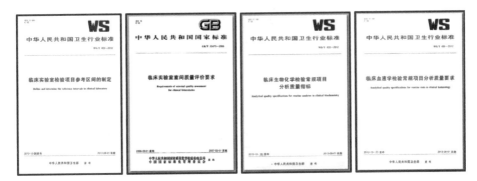

附图1　实验室进行参考区间验证的质量要求

（5）检测结果的离群值检验

例：验证男性ALT参考区间（9～50U/L）（附图2）

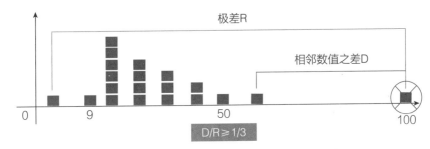

附图2　参考区间验证的离群值检验示例（U/L）

首先将检测结果按照大小排序并计算极差R，然后分别计算最大值和最小值与其相邻数值之差D；若D/R≥1/3，则将最大值或最小值视为离群值予以剔除；将余下数据重复前述步骤进行离群值检验，直至剔除所有离群值。因出现离群值而造成检测数据不足20个时，应另外选择符合要求的健康个体以补足20个，确保检测结果不含离群值。

（6）验证结果的判断：将20个检测数据与参考区间进行比较，超出参考区间的数据≤2个（如检测数据多于20个，超出参考区间的数据不超过10%）验证结果为通过（附图3）；

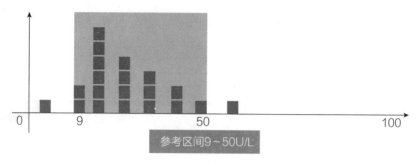

附图3 参考区间验证的结果判断示例（U/L）

验证结果未通过时，应重新选择20名健康个体再次重复验证过程，验证结果若符合要求，可直接使用参考区间，否则应从分析质量和人群差异等方面查找原因。

（7）参考区间的验证流程总结（附图4）

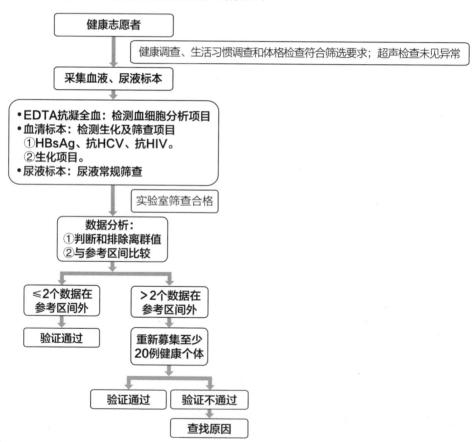

附图4 参考区间的验证流程

（穆润清 赵敏）

4 精准护理分级，为患者安全保驾护航

——《护理分级（WS/T 431—2013）》
（北京协和医院）

一、执行标准的背景

北京协和医院是国家卫生健康委员会指定的全国疑难重症诊治指导中心，临床护理工作中的患者分级管理显得尤为重要。在医院多年的发展中始终注重护理人员素质培养及人员储备，全面落实配套设施及后勤保障，这些都成为医院能够规范落实《护理分级》的基石。

二、执行标准的计划

《护理分级》行业标准发布后，我院认真组织学习研讨，细致解读。为了《护理分级》能够规范落地、有效衔接、持续发展，在医院的宏观统筹和科室的大力配合下，护理部对全院59 000余名住院患者的护理级别、治疗项目、住院天数、病情转归进行了调研。通过为期1个月的横断面调查，我们找到了护理工作的重点和难点，重点在于我院疑难危重患者多，特级、一级护理占全院患者的60%以上；难点在于患者病情变化快、对康复心理期望值高。因而对护理人员如何精准做好护理分级，根据不同级别采取针对性的护理措施，最大限度发挥护士的专业优势，提高临床护理工作效率等提出了更高要求（图1）。

在深入解读调研结果后，我们确立执行标准的目标：依据客观指标做到

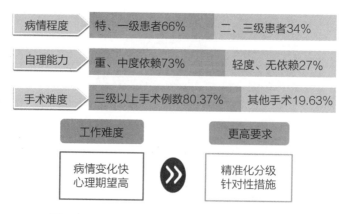

图1 2004年6月，我院护理工作现况调研结果

精准护理分级，通过合理人力配置以保证患者安全。执行标准的策略是以患者为中心，进行全员培训、全过程管理以及全范围覆盖。把握"综合评估、动态实施、科学管理、持续改进"四个关键点。

三、执行标准的过程

1. 细化标准

全院基于《护理分级》要求，从护理部、科室、病房通过三级联动、全员参与模式形成我院特色的护理分级制度和标准。由于我院专科划分细，病种覆盖广，各专科在此基础上进一步细化，形成86项专科护理分级标准，在各科室公示并执行。

2. 规范流程

实施以护士为主导的医护协作模式确立护理分级，多学科优势互补，精准分级。依据患者病情等级、生活自理能力评估结果、存在的护理风险和专科护理要点，确定护理分级，对不同护理级别患者提供个性化护理。当患者发生病情变化或需手术、转科、特殊检查时，均需动态评估，实时进行调整。

3. 综合评估

评估是护理分级的基础。为使评估更加客观、准确，在《护理分级》要求的基础上，我们根据患者调研结果又添加了护理风险和各专科护理评估细则及量表，使评估内容更加全面（图2）。

护理分级综合评估

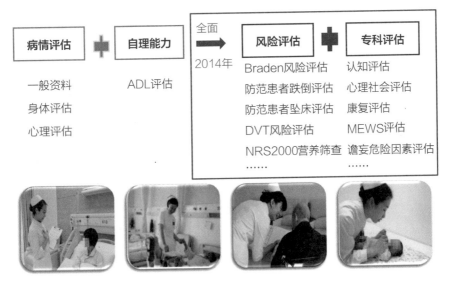

图2 护理分级综合评估

4. 有效实施

实施是《护理分级》落地的关键。护士从病情观察、治疗用药、基础护理、专科护理、健康宣教、患者安全、人文关怀7方面诠释不同护理级别框架下的护理内涵，为护理人员的工作提供明确指导。

（1）病情观察：护士是离患者最近的人，能够观察到患者一丝一毫的变化。在临床工作中也有很多具体实例，如患者李某，直肠癌术后行第三程化疗，入院时病情平稳，生活自理能力评分为100分，按照标准应给予三级护理。护士在治疗过程中发现她情绪低落，言语日益减少，便建议医生请心理医学科会诊，随后患者被诊断为重度抑郁。护士迅速将护理级别调整为一级护理，加强巡视及与患者的交流沟通。某日午间巡视时，护士发现患者将被子裹得非常严实，交谈时言辞闪烁、吞吞吐吐。感到异常的护士上前查看，发现患者右手正攥着一把锋利的水果刀横在颈部，已经出现淡淡的血迹。护士立即采取急救措施，避免了严重意外事件的发生，保障了患者的生命安全。

（2）基础护理：夯实基础护理一直是我院的传统，我们在注重患者"六洁"到位、卧位舒适，满足患者生活需求的同时，将压力性损伤、深静脉血栓等并发症预防，导管相关感染、肺部感染、泌尿系感染等感染防控，跌倒、坠床、非计划性拔管、意外事件等风险防范要素融入其中。

（3）专科护理：为保证分级护理的专业化和同质化，制订骨干培训计划。截至2018年，先后有353名护士取得专科护士资质，为患者提供高质量的专科护理服务。我院获批中华护理学会及北京市专科护士培训基地21个。同时以专科护士为主体，成立了压力性损伤、糖尿病、静脉治疗、老年、缓和医疗、管路、疼痛、血栓、呼吸治疗、急救10个专科护理小组，通过各专科小组的工作坊、护理查房、辩论赛等形式多样的学术活动，以点带线、以线带面，同步提升全院护理人员的专科理论和实践能力，将分级护理做精、做细（图3）。

为了给患者提供全方位、全周期的护理服务，发扬我院多科协作的传统，发挥专科优势，关注患者所需，我们优化护理会诊流程，开展专科护理门诊，为门诊患者提供用药、饮食等健康指导、进行静脉管路维护等，获得患者一致好评。

动态、个性、多样、全程

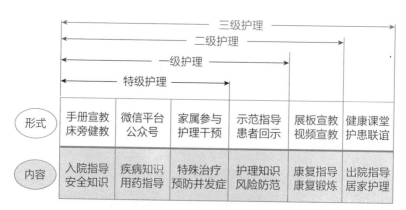

图3　分级落实健康教育

（4）健康宣教：实施动态、个性、多样、全程的健康教育。针对不同护理级别的患者，通过宣教手册、视频播放、床旁指导、微信公众号推送等多种形式给予健康教育及康复指导。利用微信及网络平台满足患者从住院至出院后所需的全部健康教育内容，并定期推送健康教育信息。

（5）患者安全：患者安全是医院管理永恒的主题，也是护理工作的重点。我院实行标准化、信息化、规范化、个性化、全程化管理，以护理分级为抓手，患者安全贯穿始终，优化环境布局，统一安全标识；用信息化手段监测护理敏感指标，完善预警体系；优化护理流程，贯穿患者就医始终；引入智能输液系统、电子药柜、智慧病房等先进的技术设备，有力保障患者安全。其中，针对急诊患者病情危急、转运工作繁重的特点，急诊科"标准化分级转运方案"应运而生。转运前对患者进行护理分级，运用ACCEPTANCE（assessment and classification, communication and explanation, preparation, transportation, administration and normalization, conclusion and evaluation）流程实现患者安全利益最大化（图4）。

（6）人文关怀：百年医院文化赋予护理以温情，关注患者身体康复，重视患者心理护理，"以患者为中心"的理念贯穿始终。招募并培训志愿者，举办病友联谊会，开展形式多样的活动，为患者打开心灵之门，帮助树立战胜病痛的信心，让护理之爱不断升温；乳腺癌患者的粉红花园、早产儿联谊会、内分泌儿童夏令营、腹膜透析患友联欢会、针对新生儿奶爸训练营等特色的延伸护理活动，展示了我院护理的人文关怀和专业水准。

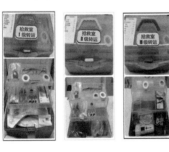
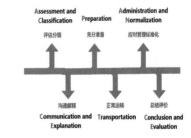

图4　建立急诊标准化分级转运方案

5. 科学管理

（1）护士岗位管理及病房分级分类：我院将护士按照年资、工作能力等分为四个层级，层级高的护士照顾疑难危重的患者，既提升了临床护理质量，又使护士人尽其才，最大化地发挥了专业价值。临床遵循以工作能力为护士分层首要指标的原则，细化和统一各层级护士的考核和晋级标准，每年组织晋级考核工作，护士层级与患者护理分级能级对应。

为了更好地为患者实施分级护理，运用客观数据的科学管理模式，通过测评综合劳动强度、技术要求、风险评估、所需时间等因素，进行护士工作量量化，再依据工作量、技术难度、护理风险等将全院病房分为三级六类，根据病房分类配备护士的层级及数量，实现了岗位管理与临床实践的有机结合。

利用三级质量管理体系及完善的管理制度、信息化的管理工具，通过举办专科小组活动、护理创新大赛、情景模拟演练、专题学术沙龙等举措，助力护理分级质量的持续改进。

（2）以信息技术促进质量管理：医院实行全人员、全过程、全范围的质量管理。建立护理部、科室、病房三级护理质控体系，以病房自查、科室互查、护理部抽查等方式进行质量监控，结果通过信息系统及时反馈科室进行讨论整改，每季度追踪检查持续改进的情况。

以查找问题为根本，体现护理分级，强调有效改进，运用PDCA的模式形成良性循环。护理部每季度对各护理单元进行十大类15项内容的全方位检查，制作质控简报向全院护士传递信息、个案分析、安全预警。利用科学管理工具，对护理分级各个环节实施动态管理，提高护理质量。医院及护理部设立不良事件上报系统，护理不良事件及安全隐患随时通过系统提交，并能在第一时间得到关注和反馈。对高风险患者及关键流程进行排查，对不良事件严加防范，将检查结果反馈回科室。HIS系统护理会诊、特护记录电子化全面上线，护理文件纸质化时代终结，让信息化、智能化走进临床，走向患者，提供更高效、更安全的护理服务。

四、执行标准的成效

秉承一切为了患者的理念对实施成果进行检验：执行标准期间无严重不良事件发生，在住院患者总数、手术量及疑难护理技术逐年升高的情况下，平均住院日逐年缩短，各项护理指标逐年提升，患者、护士、医生满意度逐年升高。

秉承严谨求精的协和传统，在执行标准的过程中，医院制定了10大类80余项护理分级相关制度，全面梳理和修订了17项质量考核标准，完善了31项突发应急程序、10项护理不良事件管理制度，规范护理表格记录。护理部高度重视"三基三严"的落实，规范护理操作程序，统一了基础及专科护理操作近150项，定期进行全员培训及考核，还拍摄了规范操作的教学视频，使护理工作更加规范、精细、科学。

医院将护理分级的相关经验进行总结、凝练，出版相关专业书籍20余部，每年通过举办国家级学习班、进修生培训、现场指导、远程视频等形式带教各类学生学员近2 000人。临床与科技创新相辅相成，缺一不可。在开展精准护理分级工作中，我们的临床科研与创新成果实现了质的飞跃，获批实用新型专利123项，"基于实证的现代医院护理管理制度建设与成效"项目在2017年中国医院协会"医院科技创新奖"评选中荣获一等奖，充分体现我院护理人与日俱增的创新意识。

五、执行标准的总结

我院在护理分级工作上拥有良好的基础条件，为了使《护理分级》标准能够持续有效贯彻落实，仍需要不断地探索和创新，我院将继续参与推动护理领域标准化工作前进的步伐。

（高娜　薄琳）

5 厚积点滴进步，追求卓越质量

——《全血及成分血质量要求（GB 18469—2012）》
（上海市血液中心）

 一、执行标准的背景

上海市血液中心（以下简称"中心"）成立于1955年，是一所集血液采集、制备、检测、供应、科研及教学于一体的，上海市区内唯一的采供血服务机构。中心始终以血液安全为最高宗旨，以保证血液质量为首要职责，以献血者和受血者为关注焦点，严格执行国家相关的法律法规、行业标准和技术操作规范，并于1999年建立并通过了ISO9000质量管理体系认证，2019年通过ISO14000环境管理体系认证。

中心于1988年被世界卫生组织任命为"世界卫生组织输血服务发展和研究合作中心"，目前是全球范围内17个合作中心之一，迄今已连任8届。2015—2018年，中心获全国文明单位、全国模范职工之家、全国无偿献血促进奖等局级以上集体荣誉101项、个人奖项207项。

《全血及成分血质量要求》在2001年发布实施。随着医学特别是输血医学的快速发展，对血液安全提出了更高的要求。同时，由于血液不像其他产品一样能进行批量生产，必须通过献血者自愿无偿捐献。为了有效利用血液这一宝贵资源，一份血液被加工制备成不同的成分以挽救更多的患者，因此，供应临床的血液成分品种也在不断增加。《全血及成分血质量要求》2012版是由本中心作为第一起草单位负责修订。在修订过程中，等同引用国外先进地区标准，结合行业发展趋势，广泛听取国内多家血站和专家的意见，血液成分的品种从13种增加到19种，增加300ml规格全血及相应制剂的质量要求，调整部分血液成分的质量控制项目，确保国内血站所有供应临床的血液成分均有质量控制要求，为血液供应的良性发展提供了依据。

二、执行标准的计划

标准发布后，本中心本着识别风险，持续改进的目的，逐层分解，制定四方面的详细计划落实贯标。

1. 成立贯标小组，自上而下全员参与

中心主任、中心党委书记担任贯标小组组长；中心副主任担任贯标小组副组长；标准修订的参与人员、各部门/科室主管成立贯标小组，逐层推进贯标工作。

2. 制定标准对照表，逐条解读寻找差异

将《全血及成分血质量要求》的2001版和2012版每个条款进行对照，制作标准修订对照表，便于理解和分析差异。

3. 推行全员培训，增加标准认知度

在中心内进行多层级的培训，做到员工人人知晓标准。

4. 成立QC小组，全面推进贯标工作实施

针对标准修改的内容，成立专项QC小组，技术攻关，确保各种血液成分的质量符合要求。

三、执行标准的过程

标准执行过程中，中心从领导挂帅坐镇、组织全员培训、落实标准要求、推进技术革新、拓展工作思路这五方面着手，有效推进贯标活动。

1. 领导挂帅，制订计划有效落实

中心领导高度重视标准颁布后在中心的贯标工作。多次组织人员解读标准、比对标准，制作标准修订对照表，发放到各个部门/科室，增加员工知晓度。中心主任定期检查标准执行进程，定期组织各个部门总结提高。

2. 多层面宣贯，推广标准知晓度

（1）内部培训：中心在标准实施前，组织全体员工进行标准培训。贯标小组成员对《全血及成分血质量要求》的修订之处，逐一进行解读。不同部门的员工，涉及标准的条款不尽相同。标准培训小组的成员面向不同群体，制作有针对性的培训教材，因材施教，加强员工对标准的知晓度，并引导员工结合本岗位工作，进行思考，做好日常工作的持续改进。

在标准实施过程中，采取"因岗施教"的方式，有针对性地组织技能操作性的培训。对于血液成分制备人员，选取质量指标有较大变化的血液成分，重点培训制备工艺的变化，要求做到人人都掌握。对于质量控制人员，指导其根据血液成分质量要求的变更，查找新的实验方法，实施确认，最终做到有效监控各种血液成分的质量。

标准实施后，为进一步增进员工对标准的知晓程度和执行能力，中心采用"岗位技能大赛""趣味知识竞赛"等活动，提高员工积极性和参与度，共策划举办了35个项目，参与职工达到410人次，参与率84%以上。

（2）对外培训：中心于标准颁布当年举办2期"输血质量管理培训班"，为260余名来自全国各地的同行提供培训。同时派出标准宣贯小组与多省市血站联合举办国家级教育项目，解读和培训标准，并取得良好成效。宣贯小组成员从标准修订的出处、修改的原因、质量指标制定的依据等方面，对来自全国各地的行业同仁进行解读。使得同行知其然，更知其所以然，帮助其

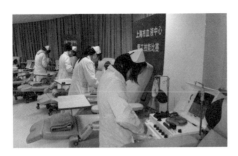

图1　岗位技能大赛

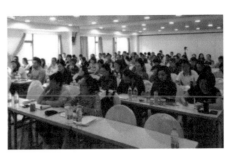

图2　趣味知识竞赛

更好地执行新版标准（图1、图2）。

　　作为世界卫生组织输血服务发展和研究合作中心（WHOCC），中心同时承担了亚洲地区血站同行的培训任务。WHOCC主任朱永明积极开展国际血液培训项目，接待来自越南、蒙古、日本等专业人员进修，向国外同行解读《全血及成分血质量要求》，为其提供血液成分质量控制的参考依据（图3、图4）。

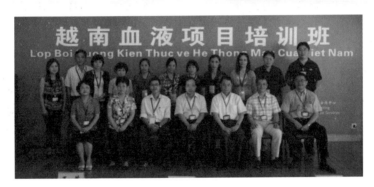

图3　开展越南血液培训项目

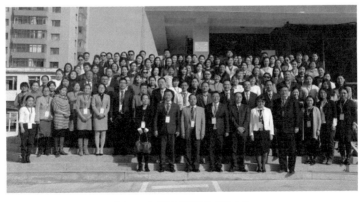

图4　在蒙古国举行研讨会

3. 落实标准要求，规范化保障血液质量

《全血及成分血质量要求》中新增对血液进行病毒核酸检测的要求，为此中心购买6套全自动核酸检测系统，建立适用于核酸系统的室内质量控制方法，定期对员工进行培训考核，建立完整的检测体系，有效缩短乙肝、丙肝、艾滋病毒检测的窗口期，进一步降低输血感染的风险。

为避免因人员手工操作引起的血液成分制备过程波动，确保血液质量稳定性，中心购入31台全自动血液成分分离机，实现血液制备100%的自动化运作。建立覆盖全市的血液制备自动化信息平台，做到1家血液中心和7家区级血站血液成分制备要求和制备信息共享。以程序化的制备模式确保血液成分质量，以信息化的管理模式确保制备可追溯性。实现血液制备的自动化运作、信息化和网络化管理（图5、图6）。

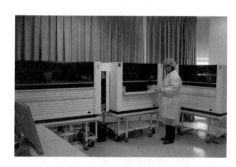 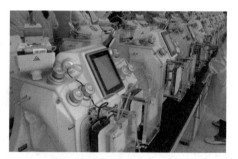

图5 血液核酸检测系统　　　　　　图6 全自动血液成分分离机

4. 推进技术革新，标准落实有成效

冷沉淀凝血因子是抢救大出血危重病人的必备制品之一，但其原料——新鲜冰冻血浆受原国标"血液采集后6小时内完成制备"这一规定的限制，制备量一直无法提高。新版《全血及成分血质量要求》等同引用欧盟的标准，将新鲜冰冻血浆制备时间改为"血液采集后6小时内，最长不超过18小时内完成制备"。中心多个科室联合成立质量控制小组，遵循"科学为导向，循证为依据"的原则策划实验方案。通过大量的实验数据，最终改进本中心的冷沉淀凝血因子制备方法，该血液成分供应量每年以8%的比例有效增长，顺利完成多次危重孕产妇的血液保障工作。

5. 拓展工作思路，配套方法有创新

中心在根据国标对血液成分进行质量监测的过程中，创新建立趋势分析方法，对质控数据进行分析，及时发现血液采集、运输、制备、储存过程中存在的偏差，消除质量隐患。中心将趋势分析方法进行总结提炼，通过培训班和进修班的平台，向国内血站1 000余名同行进行推广，取得良好效果。

在标准执行过程中，中心立足于国标，但不局限于国标。中心主动引入美国全球发展输血和血细胞治疗联盟（AABB）要求，在国标规定项目之外，主动对所有血液增加不规则抗体的筛查。2015年8月—2018年12月，有效检出不规则抗体阳性标本1 685例，有效降低输血风险。同时，中心还开展了单采血小板100%细菌检测工作。从2016年7月—2018年12月，共检测单采血小板112 178袋，其中阳性25袋，有效避免了因输注该血小板可能引起的细菌性输血反应的发生，使中心供应的血液成分安全性达到国际发达地区水平（图7）。

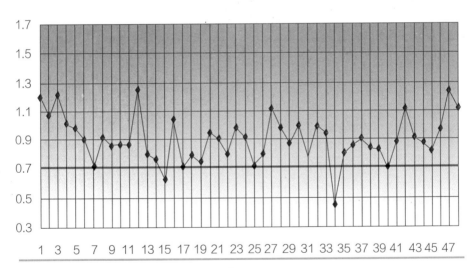

图7　对血液成分质量监测结果进行趋势分析

四、执行标准的成效

1. 提高血液成分质量

针对临床将疑似溶血、疑似脂肪血浆退回的现象，中心成立课题小组，根据《全血及成分血质量要求》中对于血液外观的要求，建立了血浆溶血程度、乳糜程度的判断标准。考虑到实际工作中的可操作性，通过制作标准色板的方法，科学合理地指导员工对血浆外观进行正确判断。以高保真照片做标准，定期核查标准色板的显色程度，确保色板的准确性。自2012年建立此方法后，未收到一例临床因溶血和乳糜退回的血浆制品（图8、图9）。

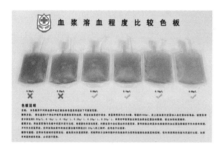

图8 血浆溶血程度色板

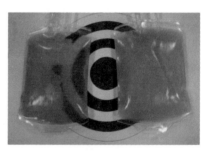

图9 血浆乳糜程度色板

2. 完成血液应急保障工作

中心的多项举措使得本地区的血液安全性与国外先进水平同步，成功完成全球健康促进大会、世界献血者日全球主会场活动、F1上海赛事等多个重要国际会议和赛事的血液保障工作。

有效提高冷沉淀凝血因子供应量，每年以8%的比例递增。与医院合作，建立"绿色通道"挽救大量血友病病人、DIC危重产妇。仅2017年就保障32家医院急诊孕产妇101人次、供应全血及红细胞类制品1 166人份、新鲜冰冻血浆713人份、冷沉淀凝血因子757袋、单采血小板146人份。

3. 指导临床科学合理用血

中心根据《全血及成分血质量要求》制备各种符合国家标准要求的血液

成分。为进一步促进临床对这些血液成分的合理有效使用，中心成立了临床医师小组，着重于向临床推广合理安全输血的理念。3年来，临床医师小组不断加强与临床医院沟通，指导临床医院科学、合理用血。2015—2018年，中心临床医师小组走访医院228次，向临床提供24小时的电话咨询和输血指导服务；组织并参与各类国家级继续教育讲课15次，编辑发行电子刊物《输血快讯》16期；与临床医院开展学术或技术交流活动92次，编译输血医学前沿进展及编写科普类文章共127篇等活动，指导临床科学合理用血。

临床医师小组还加强与临床的合作，通过推进上海市血液安全监测项目（HV）、患者血液管理项目（PMB）和上海市输血医师规范化项目等方式进一步提升本市临床输血的水平。其中血液安全监测项目，完成教育培训资料、献血相关并发症监测标准等技术文件的编写；患者血液管理项目，已获得美国AABB的学习模块使用权，并翻译整理和初步形成培训课件，编辑输血快讯患者血液管理（PBM）专刊以及草拟PBM信息平台建设方案，与华东医院、中山医院、东方医院建立项目合作，形成工作小组，目前正进行项目相关临床调查。输血医师规范化项目目前形成培训师资力量建设初步方案，并选定培训基地医院。

4. 执行过程收获累累硕果

《全血及成分血质量要求》修订时，中心根据行业发展的现状，将病毒灭活血浆（亚甲蓝光照灭活）收录进标准，对指导各地血站规范化制备该血液成分，有着重大的意义。标准颁布后，中心参考医药行业标准，同时考虑到国内大部分血站的技术水平和设备配置情况，建立有效易行的病毒灭活冰冻血浆质量控制全套方法。无需购置专项设备，通过萃取小柱等耗材，精准检测出血浆中残余的亚甲蓝含量，该方法吸引了国内60余家血站100余名同仁进修学习，并受邀在多个培训班进行授课。

中心多个部门纷纷汇总自己在执行标准中的心得，2013—2017年期间，中心在国内各核心期刊发表与本标准相关的论文30余篇。中心负责修订的《全血及成分血质量要求》获"2013年上海市标准化优秀技术成果二等奖"。

为使血液成分质量控制检测方法标准化，中心收集美国、欧盟等发达国家地区对于血液成分质量控制要求和检测方法，结合我国国情，编写行业标准《全血及成分血质量监测指南》，作为本国标的配套标准，于2017年5月发布（图10）。

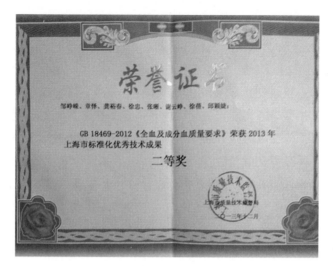

图10 上海市标准化优秀技术成果二等奖

现阶段，采供血行业专用国标及行标共12项，团体标准8项，其中由中心负责起草和修订的有7项；另外中心还负责起草医药行业标准1项。目前中心起草（修订）中的有行业标准3项（占整个起草中行标的75%），团体标准1项，地方标准2项。

五、执行标准的总结

中心执行标准的过程中，不断进行摸索、总结，最大的体会概括起来就是"一点三面双探索"。

1. "一点"

将"确保血液安全和质量"作为学习标准和落实标准的目标。

2. "三面"

从"培训""技术""质控"三方面予以落实贯标。一是领导重视，以标准培训学习为基础，全员行动，加强对标准的理解，便于后续执行；二是"工欲善其事，必先利其器"。以先进的技术手段，保障标准有效执行；三是定期监测，采用实验室的手段，对血液成分质量进行定期监测，验证标准执行情况。

3. "双探索"

立足标准，但不局限于一个标准。通过建立配套标准，指导临床合理用血等一系列措施，来确保临床血液输注的安全性，真正将标准融入到血液工作的每个环节。

上海市血液中心将继续严格执行国家法律法规和相关标准要求，本着竞争、创新、团队合作和敬业、诚信、追求卓越的精神，提升中心的区域服务力、行业带动力和国际影响力。砥砺前行、追求卓越！

（林俊杰　邱颖婕）

6 标准的力量

······························

——《医疗机构患者活动场所及坐卧设施安全要求第1部分：
活动场所（WS 444.1—2014）》
（辽宁省人民医院）

一、执行标准的背景

辽宁省人民医院暨辽宁省心血管病医院、辽宁省红十字会医院、中国医科大学人民医院，始建于1949年，其前身是东北工人医院。2015年、2018年荣获两届全国文明单位，2018年通过HIMSS EMRAM 6级评审和ISO 15189医学实验室认可。医院编制床位1 788张，是省卫生健康委直属的综合性三级甲等医院。

二、执行标准的计划

1. 执行标准的目标

医院对照卫生行业标准WS 444.1—2014，逐一查找不足。新门诊综合楼（1号楼）各项基础设施基本符合国家医疗机构患者活动场所安全要求，但原有的3号、5号、6号、9号楼结构与标准还有差距仍需改进。医院组建了患者活动场所与坐卧设施改进领导小组，院长亲自担任组长，后勤分管院长负责具体推进，相关院长协助落实。根据标准要求，结合自身情况拟定改进计划，锁定四大目标。第一，加强环境基础设施建设，确保患者活动场所安全；第二，调整布局、再造流程，树立医院大质量观；第三，优化环境品质，提升患者就医体验；第四，执行标准，建设现代化安全管理型医院。

2. 执行标准的策略

目标确定，医院全体员工同心协力，开始了落实标准的改进之路。医院领导始终坚持"以问题、目标和效果为导向"，贯彻"发现问题—解决问题—持续改进"这条主线，利用不良事件上报、5S管理、院长行政查房、标准化巡查等多种措施查找问题，并创立了具有医院特色的"随手拍"新型管理模式！

"随手拍"的全称为"你发现，我改变，爱省医，随手拍（拍照）"。由院长白希壮发起，院长办公室是主要负责部门，建立了微信公众平台。它通过微信订阅号的形式，全院员工及医院的来访者均可扫码加入，将身边发现的问题拍摄成照片，上传到微信公众平台，并可留言。随手拍的管理人员受理后，将接到的照片制成PPT，在每天中层干部早会中播出。医院对"随手拍"反映的问题通过头脑风暴进行分析、判断，提出整改意见及建议，相关部门负责改进措施的落实，整改后再拍成照片上传至微信公众平台，回复给发现问题的人员，形成管理的闭环，提高了解决问题的时效性。这项全员参与的管理模式，明确了解决医院安全问题不只是院领导和几个部门的工作，而是全院员工都应关心和参与的事情，形成了管理学中PDCA的闭环管理，达到医院管理质量的持续改进与螺旋式上升，在医院大质量观形成中发挥了巨大作用，得到医院患者、来访者及全院员工的认可。

三、执行标准的过程

1. 标准执行路线图

执行标准的过程是艰辛、细致而漫长的。医院上下统一思想，院领导高度重视，全院员工开启了一场学习标准、落实标准，自我改变、自我成长的进程。专项工作领导小组制定了执行标准持续改进明晰的路线图，其具体步骤包括：①标准学习解读、计划拟定；②任务分解、分项实施；③流程再造、效果核查；④程序固化、标准化；⑤持续改进等。

2. 标准解读与制定行动计划表

医院开始分步落实标准。作为主管部门——后勤服务中心，首先对WS 444.1—2014进行了认真学习，从百余项条款中逐一查找出未达标项目共计13项，制订行动计划表（表1），并由分管院长及后勤服务中心、基建办、对外办等设专人落实，责任到人，同时限定落实时间。

表1 执行标准行动计划表

序号	存在问题	标准条款		对应标准内容	改进项目	时间	职能科室
1	病房门设计不符合标准	4.2	4.2.4	病房门和走廊通道门应有玻璃视窗	基础设施环境安全化、人性化改造	2016.01	后勤服务中心
			4.2.5	病房门门锁不应有内侧反锁功能；病房门外侧上锁时，内侧无需钥匙应能打开		2016.01	
2	窗户开启限位未达安全标准	4.3	4.3.1	3层以上建筑的窗户宜安装行程限位装置，开启行程≤300mm		2016.04	
3	室内安装物不符合标准	4.4	4.4.1	天花板和墙面安装物应安装牢固		2016.04	
4	阳台护栏过低	4.6	4.6.1	扶手与栏杆应平滑、稳固		2016.04	
5	电梯/自动扶梯不符合标准	4.7	4.7.3	电梯轿厢里应有使用紧急呼叫的设施及文字提示		2016.06	
			4.7.5	自动扶梯挡板应平整、光滑和无突出物；应有安全乘用提示，保证设备运行完好		2016.06	
6	5号楼蹲便跌倒风险	4.8	4.8.1	新建与改、扩建时，过门石应有45°倒角，落差≤3mm	5号楼蹲便改坐便、卫生间呼叫系统项目	2016.07	
			4.8.3	蹲便器、坐便器两侧宜安装固定扶手		2016.07	
7	紧急呼叫系统不完善	4.10	4.10	呼叫装置：监护室、浴室及病区内卫生间应安装呼叫器		2016.07	

序号	存在问题	标准条款		对应标准内容	改进项目	时间	职能科室
8	急诊远离医疗中心	4.15	4.15	建筑无故障设计：新建、改建、扩建医疗机构时，建筑无障碍设计应符合JGJ 50 的规定	急诊环境改造	2016.02	基建办
9	缺乏部分安全培训	7.6	7.6.1	医疗机构应对患者活动场所各区域安全负责人和检查、维修人员每季度培训一次，其他人员每年应至少接受培训一次	执行标准的院内外相关培训	2016.09	对外办
			7.6.2	医疗机构应对患者与陪护人员进行安全方面的教育		2016.09	

3. 基础设施环境改造

对照行动计划表，首先对不符合标准要求的基础设施、环境进行改造。为确保患者安全，对患者活动场所进行地毯式巡查，上至棚顶、墙壁，下到门窗、地面，逐一对薄弱环节进行改进。对棚顶灯具进行"四角加固"，共加固灯具4 007个；修补"棚顶"及"墙壁"漏洞，共24 390处；病房门内部一旦反锁后，外部可用钥匙开启。为保护患者隐私将病房门改为半可视玻璃窗。原有病房楼窗户为全开式，根据标准，整改后窗户安装防护栏及行程限位器，开启行程≤300mm，屋顶平台安装门禁及护栏，护栏高度≥1 300mm，门诊天井安装防护网。电梯内及自动扶梯处设置了醒目的紧急呼叫铃及按钮提示标识，同时和电梯厂家签订合同，建立维保人员24小时常驻机制，通过数据统计显示电梯出现故障时，电梯维保人员到场时间从2016年上半年的18.90分钟下降至2018年上半年的7.80分钟。电梯故障占全院不良事件比例从2016年上半年的8.79%下降至2018年上半年的3.00%。除此之外，制定了"电梯困人紧急处理流程"，强化高危险环节的事前、事中、事后管理，发生问题有章可循，并加强督导，高效落实（图1、图2）。

4. 急诊环境改造即急救流程再造

医院对急诊环境进行改造。原急诊室远离医院核心诊疗区域，且空间狭

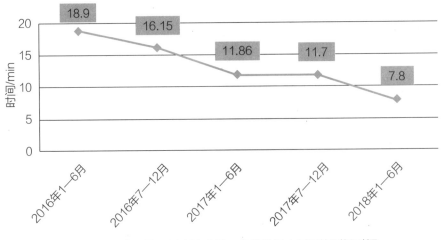

图1 2016年1月—2018年6月，电梯维保人员平均到场时间

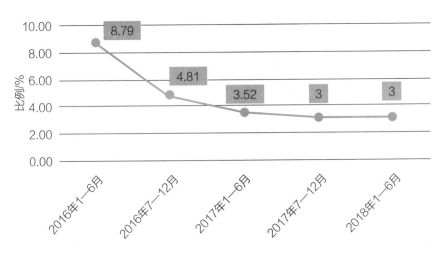

图2 2016年1月—2018年6月，电梯故障占全院不良事件比例

小，患者在转运途中要经过坡道且路途遥远，存在安全隐患，使急症患者救治质量受到影响。根据标准，2015年底，医院决定在1号楼进行装修改造，根据改造设计方案，重新调整布局，确定急诊新格局。改造后，急诊室从9号楼调整至1号楼，使其与放射线、检验、病理、手术室、ICU、血库、住院部等紧密相连，实现资源共享，缩短运送患者的距离，减少患者和医务人

员花费在转运路上的时间。同时专设应急车道，急诊抢救、挂号收费、检查、取药一站式服务，设立了醒目明确的地标指引，充分保证急救时效。医院成立胸痛中心、卒中中心、创伤中心，实行急诊患者按病情轻重分级、分类处置，为急性心脑血管疾病、严重创伤、危重症孕妇、急危重老年患者开通绿色通道，保障患者辅检优先、救治优先。建立急性心梗绿色通道救治流程，重点缩短急性ST段抬高型心肌梗死患者到达急诊室至首次冠脉内球囊扩张时间；建立急性缺血性脑卒中静脉溶栓流程，缩短了急重症医疗服务衔接时间。

5. 信息化设备设施运维平台建立与管理

基础设施改造和流程再造，是检验一所医院后勤保障质量的试金石。俗话说，大军未动，粮草先行。医院的各项基础设施保障靠的是后勤管理。现代化的后勤管理，不能停留在仅靠人工完成、人工督导，需要信息化的支撑。医院构建设备设施信息化运维平台，即"后勤云"。近两年的运行，通过此平台临床一线医务人员报修各种维修包括水暖、木工、电工、瓦工及其他类合计14 045件次（图3），维修完成率从2017年第一季度的91.47%上升到2018年第三季度的99.37%（图4）。同时，信息平台后台设有专人维护和质量控制，形成闭环管理，临床一线医务人员对后勤服务的满意度大幅度提高，此信息平台方便、快捷，提高了工作效率。

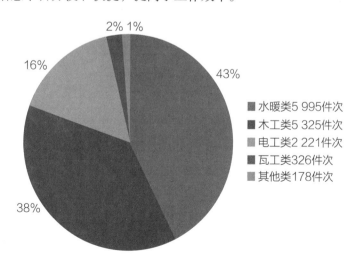

图3　2017年1月—2018年10月，报修数量

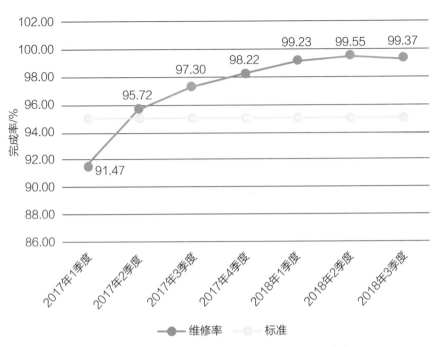

图4 2017年第1季度至2018年第3季度维修完成率

6. 标准化院内外培训

医院经过一系列的改进，将已取得的成果进行固化。每一次培训，按照标准化培训流程进行，从计划拟定、培训内容确定、签到、记录、考核到总结，完成培训流程的闭环管理。2016年9月—2017年9月，开展院内外标准化培训，于院内进行消防、停水、停电、患者分泌物污染活动场所、突发事件应急处理等演练17次，共计14 856人次参与。医院后勤管理在辽宁省内形成一定影响力。2017年至今，接待省、市级医院40余家参观学习，在区域内起到引领作用。2015年率先推行医院基础设施标准化管理，并于2017年举办"基础设施安全管理"培训，省内20家三级以上医院管理者共计400余人参加，获得良好效果和区域示范作用。

7. 持续改进案例分享

现与大家分享一个持续改进的案例，来展示医院在标准引领下，改建活动场所设施及落实相关举措，减少患者跌倒发生率，保证患者安全。

2016年1月26日，在5号病房楼，口腔科一名女患者，36岁，诊断左颌下肿物，在全麻下行颌下肿物切除术。术后3日，患者生命体征平稳，如厕时不慎跌倒，造成头皮裂伤，给予清创缝合处理。事后相关人员通过头脑风暴、特性要因图进行不良事件讨论、分析。确定患者为如厕时间较长且为蹲便，起身时造成直立性低血压，一过性晕厥所致。

经调查，2016年全院发生跌倒事件36例。数据显示卫生间地面不平是跌倒发生的重要原因。查明原因后，医院重点对卫生间进行改造，蹲便改坐便500余个，墙壁加装防滑扶手及紧急呼叫铃，使用防滑地胶，并进行门槛改造，制作各种防跌倒的警示标识。同时通过多学科合作，信息中心根据药局提供的清单，将易跌倒药物在系统中做出警示提醒，临床科室使用Morse跌倒评估量表发现高危险患者，充分发挥团队协作力量，预防跌倒事件发生。改善后，住院患者跌倒发生率明显下降，跌倒/坠床发生率从0.074‰下降至0.020‰（图5）。

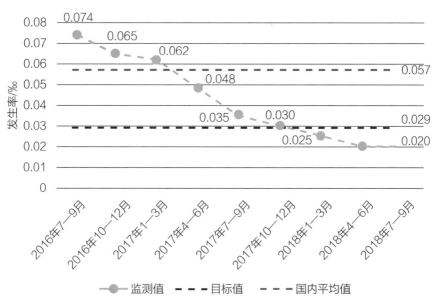

图5　2016年7月—2018年9月，住院患者跌倒/坠床发生率

四、执行标准的成效

1. 实现"三提升，三下降"

"三提升"即：一是患者就医体验满意度提升，从原来的95.28%上升至99.00%；二是医院员工践行标准的主动性提升。随手拍上报的照片逐年增加，三年累计1.8万张，办结率97.8%。随手拍上报的照片增加不是医院的问题越来越多，而是员工主动关注问题的意识和参与改进的积极性在提升；三是老百姓获得感不断增强，患者满意度提高，社会美誉度持续提升，上级领导和同行认可，越来越多的医院到省医院参观、学习、交流。

"三下降"即：一是住院患者跌倒发生率下降，持续在监测目标值以下；二是急诊医疗服务衔接时间缩短（下降），通过急性ST段抬高型心梗救治流程和急性缺血性脑卒中静脉溶栓流程的实效和患者的预后，反馈急诊急救环境和流程的顺畅带来急救质量的提升；三是坠楼等意外事件发生率下降，通过数据统计，2016年发生坠楼等意外事件5例，2017年为2例，2018年为0例。

2. 再造急救流程，提升急救质量

急诊流程再造后，参与现场急救的后勤人员平均到达时间小于5分钟、现场急救患者自主循环恢复率达到70.59%；急性ST段抬高型心肌梗死患者到达急诊室至首次冠脉内球囊扩张时间即D-T-B时间≤90分钟，达标率>75%，达到国际标准。

3. 优化环境品质，提升患者就医体验

医院就诊大厅温馨的环境，悦耳的琴声，成为特色名片被新华网等多家媒体报道；1号楼门前的文化广场，鸟语花香，每到傍晚，成为患者及来访者包括邻近医院患者休闲的好去处；共享轮椅、公共饮水机、自动售卖机、免费充电、免费WIFI服务等，现代化的设施和方便为民服务的理念，成为医院一道靓丽的风景线。患者就医体验满意度明显提升，从原来的95.28%上升至99.00%（图6）。

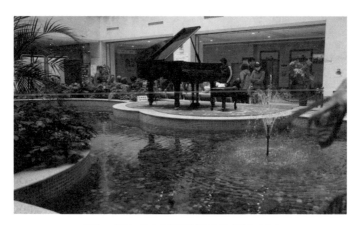

图6　辽宁省人民医院优美的候诊大厅

4. 获得的社会美誉度

辽宁省卫生健康委对医院主动作为和担当给予肯定，医院后勤处长孙丽娟同志荣获全国十佳后勤处长，医院连续荣获"全国文明单位"称号。

✎ 五、执行标准的总结

通过三年践行标准之路，医院深刻体会到，标准是标杆，是衡量质量的依据。执行标准是责任，是改进和提高质量的重要方法。辽宁省人民医院全体员工秉承"仁爱、奉献、专业、担当"的省医精神，不忘初心、牢记使命、砥砺前行，带着自己的憧憬与理想，不断改善医疗服务，不断优化诊疗环境，让执行标准成为习惯，让习惯符合标准。我们坚信，没有等出来的精彩，只有干出来的辉煌！

执行标准，永远在路上！

（柳青峰　马波）

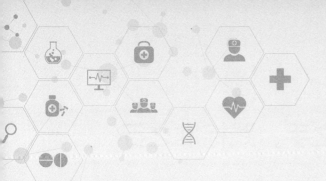

第二章

示范案例

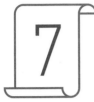

7 携静疗之手，践标准之行

——《静脉治疗护理技术操作规范（WS/T 433—2013）》
（中国医科大学附属盛京医院）

 一、执行标准的背景

中国医科大学附属盛京医院，始建于1883年，是一所集医疗、教学、科研于一体的综合性现代化、数字化的大学附属医院。静脉治疗作为占据护理人员大多数时间的工作内容，在为患者带来益处的同时，也存在一定风险及安全隐患，如何科学地规范临床实践来保障患者安全、促进患者康复至关重要。

二、执行标准的计划

2013年，盛京医院进行基线调研，发现：护士资质认证体系及管理制度不健全；输液治疗操作标准及流程不完善；培训形式及内容单一；护士输液安全管理理念薄弱，对并发症的判断处理能力不足；中心静脉导管未实现全程管理等问题。为此静脉治疗团队借鉴国内国际先进标准及管理经验，以"夯实基础，践行标准，引领专业，提升品质"为团队目标，制订详尽工作计划，修订管理制度，规范操作流程等，逐渐形成"专业化、系统化、规范化、精细化、常态化"的培训管理模式，全方位提高护士静脉治疗水平。

三、执行标准的过程

1. 打造精英MDT团队，360°保障患者安全

2007年，盛京医院建立了静脉治疗团队（IV Team），并选拔出静脉输液能手，经过40学时的理论和20学时的操作培训，考核成绩优异者成为首批院内静脉治疗专科护士并挂牌上岗（图1、图2）。静脉治疗专科护士从开始的20人发展到目前184人，已遍布全院134个护理单元。

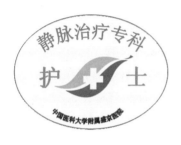

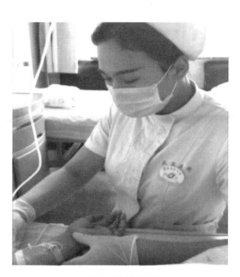

图1　静脉输液专科护士胸牌　　　　　　　　图2　挂牌上岗

盛京医院IV Team成立之初，借鉴国内外成功经验，开始探索多学科诊疗（Multi-Disciplinary Treatment，MDT）管理模式，搭建静脉输液小组的组织架构，由护理部、药剂科、肿瘤科、血液科、新生儿科、血管外科、重症医学科等构成，分为外周静脉专业组、中心静脉专业组、并发症专业管理组。2015年随着新技术的不断开展与成熟，原有团队模式已经不能满足临床需求，IV Team结合行业标准，邀请介入、超声等科室的专家加入并更名为MDT静脉治疗团队。2017年随着静脉输液工具选择的日趋重要以及国家护理中心护理敏感指标中指出控制中心导管相关性血流感染的重要性，团队又邀请了物资管理工作部及感控科加入，最终形成了以护理人员为中心，肿瘤科、血管外科、重症医学科、药学部、介入科、超声科、感控、物资管理工

作部等多学科协作的静脉治疗团队，从组织架构上进一步完善了团队的学科构成，为患者输液安全保驾护航。

MDT团队建设的良性互动，多学科、跨院区综合静脉治疗的"真功夫"非同凡响，也由此成为了彰显盛京医院静脉治疗水平的新名片。

2. 以"行业标准"为基础，自编手册、更新理念、落实临床一线

盛京医院IV Team多名成员担任省内静脉治疗专业及肿瘤专业的主任委员、副主任委员及委员，参照国际国内护理实践标准，操作指南，实施细则与基础护理等教科书，先后编写了三版盛京医院院内使用的《静脉输液治疗手册》(以下简称"手册")。

2008年第一版手册（图3）明确了团队组织架构，制定了外周静脉穿刺及PICC置管等操作流程及考核标准，使操作有据可依。2015年第2版手册（图4）在《静脉治疗护理技术操作规范》的基础上完善了护理会诊、静脉治疗专科护士准入等制度；静脉输液工具的应用原则、职业安全防护、药物渗出及外渗处理等应急预案；制定了静脉留置针操作流程、经外周静脉穿刺置入中心静脉导管操作流程、超声引导下置入中心静脉导管操作流程、新生儿经外周静脉穿刺置入中心静脉导管操作流程、冲封管操作流程、PICC导管维护流程、PICC导管拔除流程、静脉采血操作流程、动脉采血、静脉输血

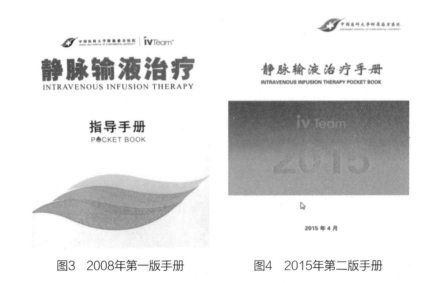

图3 2008年第一版手册　　图4 2015年第二版手册

等10余个流程及考核标准，并录制了相关操作视频。完成了从外周静脉置管到中心静脉置管，从传统穿刺方法到可视化技术全方位的修订，使临床技术操作更加标准和规范化。

为实现静脉治疗持续化、精细化的管理，2018年完善和制定了第三版手册（图5），新增输液港、脐静脉导管、动脉导管应用原则；神经损伤、中心静脉导管相关性感染等处理原则；导管断裂、导管栓塞、导管异位等应急预案以及MARSI（医用粘胶剂相关性皮肤损伤）的预防及处理原则，更新各项操作流程考核标准以及置管前评估单等，与时俱进，精益求精，促进盛京医院静脉治疗向国际化、标准化进程迈进。

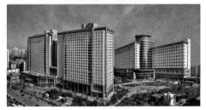

图5　2018年第三版手册

3. 创"盛京培训模式"，起示范引领作用

凡事预则立，不预则废。2008年起盛京医院的IV Team采用"走出去，请进来"的方式，进行全员培训，夯实理论基础。实施护理部—护士长、三基培训师—护士三级培训考核机制，"护士长、三基培训师"作为盛京医院静脉治疗的"排头兵"，护理部首先对其进行考核，在此基础上，以护理单元为单位，由护士长对全体护士进行留置针等输液相关操作考核，护理部定期对全体护士抽考，发现问题，及时整改，最终达到全院3 400余名护士的分层全员培训及考核（图6）。

唯有学，才有进；唯有行，才有果；唯有专，才有精。2015年盛京医院一改全员培训的方式，以专科专业化结合工作坊（图7）为主要形式，以内、外、妇、儿、重症、肿瘤为专场，设立专科培训内容，确保"合而强，分而精"的专业水准。

2017年，在专科专业化培训的基础上，盛京医院不断创新发展，开展Train The Trainer的培训模式（TTT培训模式），先对培训者进行培训，保证了同质化标准化培训的落地执行。

2018年，为了保证静脉治疗安全和质量，提高穿刺成功率及患者满意

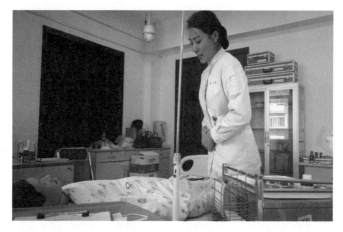

图6 护士培训考核

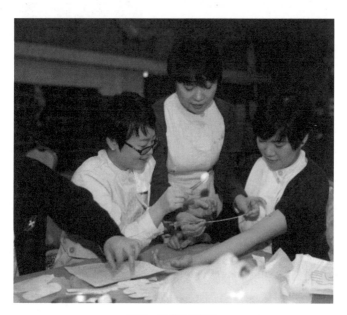

图7 工作坊培训

度，新增静脉治疗专科护士轮转制度。要求收治儿童特殊疾病的非儿科科室静脉治疗护士到儿科系统进行1个月的轮转学习，全院静脉治疗专科护士到PICC门诊轮转考核，提高经验积累，并将相关知识内容纳入实习生及规培护士的培训考核，进一步促进理论和实践结合，并在规范操作的同时保证人才梯队的专业化成长，在静脉治疗品质中落实"价值医疗"。

历经十余年探索，盛京医院逐渐形成了以三级培训考核机制为基础，

"专科专场+工作坊+TTT培训+轮转"四位一体的盛京特色培训模式，将理论与实践完美结合，最终惠及患者，真正起到示范引领作用。

4. 疑难病例讨论，双向"精准"实力造就静脉治疗高峰

IV Team一直把患者安全输液放在工作的首位，2015年起开展疑难病例讨论，专科护士积极发表意见进行交流和互动，深入讨论，MDT专家点评指导，提高和培养专科护士对疑难病例的评估、判断、处理观察能力，实现了双向精准。

2018年，邀请伤口治疗师"联合作战"，对于静脉输液并发症中出现皮肤损伤的案例进行规范化指导和管理起到决定性的作用。将一个患者和一名护士的单线联系，转变为一个患者和多名专家的环形交叉，实现护患双赢。

目前盛京医院PICC置管最高年龄达到103岁，最小体重仅有430g的超低体重早产儿。2016年在东北地区率先开展新生儿PICC心电导联定位技术（图8），在危重症患者的应用中起到至关重要的作用，形成了鲜明的特色。

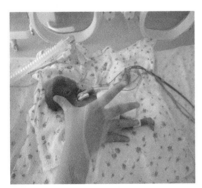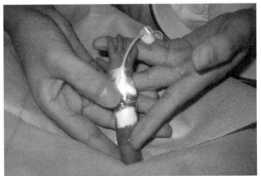

图8　新生儿心电导联定位

5. 搭"信息化"专车 拓展延伸服务内涵

作为全国"数字化建设示范医院"，盛京医院在信息化建设方面一直处于行业领先位置。为满足广大置管出院患者维护的需求，2009年盛京医院成立了PICC专科门诊，并建立省内维护平台。2011年自主研发了区域协同护理信息化平台，在远程培训教育模块中置入静脉治疗行业标准、操作技术规

范及视频等培训内容，实现了医联体内网上培训，提高基层临床护士静脉输液治疗水平。医联体内医院遇到静脉输液相关疑难病例，可通过远程护理会诊模块填写会诊申请单，专家进行审核、反馈，根据患者具体情况，接受专家在线指导或邀请其现场会诊，必要时绿色通道转诊等服务。会诊内容涉及静脉炎、药物渗出及外渗、置管困难等。目前护理培训及会诊覆盖省内外113家医院。2018年PICC年门诊量达7 200人次，2013—2018年完成省内外疑难病例会诊70余例。2018年11月，新疆塔城人民医院提出会诊申请后，盛京医院静脉治疗专科护士横跨内蒙、宁夏、甘肃、青海、新疆五省，与生命博弈，第一时间到达新疆塔城人民医院成功地为体重仅980g的极低出生体重儿置入PICC导管。建立了早产儿生命急救通道，使患儿转危为安，实现了该地区PICC置管的零突破，并进行后续相关培训（图9），真正做到精准帮扶。

IV Team成员贯彻持续化、科学化、系统化、精细化的管理理念，在践行标准的同时，为保证患者安全，将操作前评估与操作后随访并行，制定《中心静脉置管评估单》《中心静脉随访维护登记表》，为临床工作提供了依据。完善电话随访制度，发放健康教育手册，建立长久机制，实现了中心静脉导管的全程化管理，2014年开始中心静脉导管随访率已达100%。随着"互联网+"时代的到来，借助微信平台进行科普宣传推送，给予专业咨询，满足患者需求的同时，提高患者的满意度，拓展护理延伸服务内涵。

电话随访、微信平台、区域协同护理信息化平台等信息化手段的充分应用，打破区域空间限制，将医联体优势最大化，方便患者，扩大护理人员自

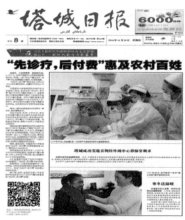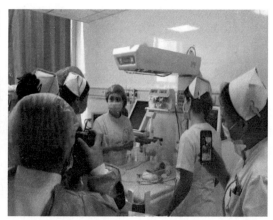

图9 新疆塔城人民医院万里会诊

身价值体现的舞台和自我满意度增加的途径，力争使护理的"能见度"稳步提升。

6. 以赛促学，激发护士参与热情

在繁忙的临床工作当中，如何提高护士输液管理能力，体现专科护士职业价值，是盛京医院一直关注的热点问题。为此，团队以赛促学，自2012年陆续开展了密闭式静脉留置针技能大赛（图10）、预防针刺伤演讲比赛、病例海报展示、天使之翼摄影比赛、输液安全周知识竞赛（图11）等一系列主题活动，使专科护士从比赛中提升技能，规范临床技术操作，提高护士风险意识，营造良好患者输液安全管理的氛围，激发护士的参与热情，体现专科护士的职业价值。

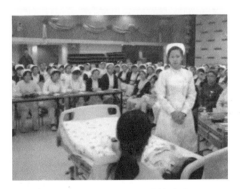
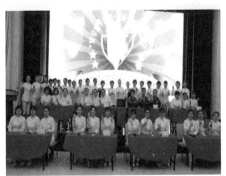

图10　静脉留置针技能大赛　　　　图11　输液安全周知识竞赛

7. 横断面调研与PDCA结合贯通，静脉治疗质量不断攀升

2014年至今，连续5年对全院134个科室采用横断面调研，进行临床静脉输液以及动脉采血的现状调研，将输液工具的选择、穿刺部位的选择、输液连接、并发症、导管固定、样本偏差原因等作为调研重点，了解医院静脉治疗质量现状，运用PDCA循环管理模式，实时监控、分析、总结、反馈全院护理质量，形成了护理部—科护士长—护士长—静脉输液护士组成的全员参与的质量监控管理路径，实现了由传统的经验管理向科学的数据化管理的成功转变。通过横断面调研与PDCA管理方法的结合贯通，从源头、过程、结果全面质量把控，钢针使用率，输液并发症逐年下降，静脉治疗质量不断攀

升。输液并发症从2013年8.98%下降至2017年的5.81%，持续质量改进已渗透到护士日常工作中。

四、执行标准的成效

盛京医院时时落实指南规范，先后编写三本《静脉输液治疗手册》，共培养静脉输液专科护士184人，遍布全院134个护理单元。2018年PICC年门诊量达7 200人次。

静脉治疗专科护士始终致力于科学研究的发展，不断创新与时俱进，发表科研论文，申报科研立项及专利。其中《低出生体重儿PICC技术临床研究》等课题获得中华护理学会科技奖等多项奖项（图12）。团队成员积极参加国家级及省市级各类岗位技能大赛（图13）、慕课比赛、品管圈比赛等多项赛事并获奖。

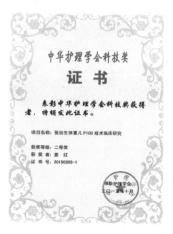

图12 中华护理学会科技奖

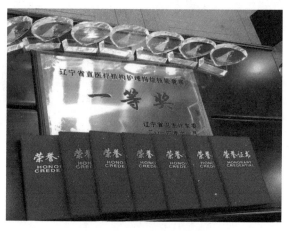

图13 岗位技能大赛奖项

自2008年起多次承办省内肿瘤化疗及PICC专业技术培训班，为省内各级医院培养静脉治疗护理骨干近2 000人；2018年参编辽宁省《静脉治疗护士技术操作规范》；2014—2018年协助省内外近百家医院建立IV Team，引领并推动东三省静脉治疗的发展。

五、执行标准的总结

多年来，盛京医院护理团队始终秉承着静脉治疗质量标准化、精细化、规范化、专业化、常态化的理念，不断创新，勇于探索，跳指尖上的芭蕾，做针尖上的天使，携静疗之手，践标准之行。

（范玲　齐向秀）

8 不忘初心，知行合一

·····································

——《静脉治疗护理技术操作规范（WS/T 433—2013）》

（浙江大学医学院附属第二医院）

 一、执行标准的背景

1. 标准执行　刻不容缓

2013年11月《静脉治疗护理技术操作规范》颁布，是第一部基于我国国情的静脉治疗实践标准，能切实指导护士输液实践与提高护理质量，保障患者安全。我院作为标准起草单位，立即组织院内静脉治疗团队学习与讨论，切实贯彻执行各条标准，积极与全国各级医疗单位交流并推广标准和实践经验。

2. 专业化的静脉治疗团队是标准落实的保障

（1）建立并完善多学科静脉治疗团队：在院领导的支持下，我院组建由护士主导的多学科静脉治疗团队（图1）。2008年开设PICC（peripherally inserted central catheter，经外周静脉置入中心静脉导管）门诊，是国内较早开设门诊的医院，设立第一个专职静脉治疗专科护士岗位；建立静脉治疗团队（IV Team），由静脉治疗临床护理专家、静脉治疗专职专科护士、病区静脉治疗专科护士（每病区1名）组成。为静脉治疗建章立制、科学进行质量管理、开展循证与研究提供保障。

（2）IV Team的专业化运作

1）分级管理实现环节质量控制：在护理部领导下，实行静脉治疗三级管理制度，使静脉治疗各个环节的质量标准得到落实和监管（图2）。

2）资质准入保证专业水准：①病区专科护士，经科室选拔有一定临床教育和管理能力的N2及以上层级护士，通过岗前培训及考核；②专职专科

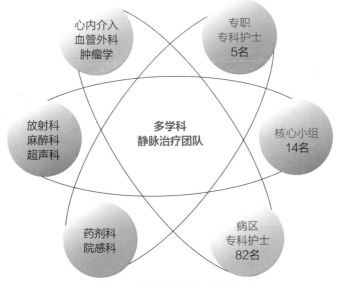

图1　多学科静脉治疗团队

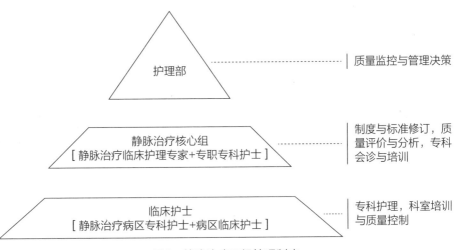

图2　静脉治疗三级管理制度

护士，全院选拔有一定英语和科研基础、本科学历、5年以上临床护理经验的N3及以上层级护士，通过PICC置管与维护等静脉治疗操作岗前培训，完成100例维护、50例PICC穿刺和各种静脉输液并发症处理，并通过理论和操作考核。

二、执行标准的计划

　　严谨治学是静脉治疗团队的做事风格。标准颁布后，团队成员立即制订详细的执行计划：从逐条学习标准、充分理解标准的含义和要求、对照医院现有制度与操作标准找出差异，到查阅文献并深入探讨后修改相应制度、流程及操作标准，并开拓思维，从服务模式、质量管理、专业技术等多维度进行创新，拓宽了静脉治疗标准践行的宽度和深度（图3）。

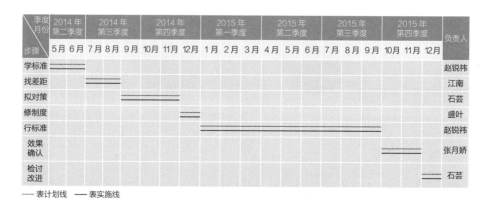

图3 计划执行甘特图

三、执行标准的过程

1. 修订制度和操作标准

　　（1）修订医院静脉治疗相关制度6项（包括静脉输液管理制度、输液反应处理流程、化疗药品管理制度、临床用血操作规程、PICC置管流程、员工职业暴露处理总则），新增相关制度4项（包含微量泵静脉限速给药管理制度、静脉药物渗出预防处理规范、静脉炎护理常规、PICC维护门诊预约和就诊流程），明确指出静脉治疗临床实践与管理各项内容的具体执行方法与要求，使执行者、管理者有据可依、有章可循。

　　（2）修订医院静脉治疗操作技术评分标准12项（表1），并录制操作视频，在院内网、微信公众号播放，便捷、直观的视频有利于临床护士的学习和掌握，使标准执行更为规范。出版静脉治疗相关书籍2本，供同行参考和学习，促进标准的践行和推广。

表1 静脉治疗操作技术评分标准项目列表

序号	项目名称
1	静脉留置针置管技术操作流程及评分标准
2	微量泵使用技术操作流程及评分标准
3	静脉注射技术操作流程及评分标准
4	静脉输液操作流程及评分标准
5	密闭式静脉输血技术操作流程及评分标准
6	输液泵技术操作流程及评分标准
7	经外周静脉置入的中心静脉导管（PICC）置管操作流程及评分标准
8	经外周静脉置入的中心静脉导管（PICC）维护操作流程及评分标准
9	超声引导下PICC置管技术操作流程及评分标准
10	中心静脉导管（CVC）维护操作流程及评分标准
11	静脉采血技术操作流程及评分标准
12	肠外营养护理操作流程及评分标准

1）规范外周静脉穿刺：我院将最佳穿刺部位规定在前臂，通过静脉治疗专项质量每月的常规巡查，了解临床执行情况，以现场指导和护理部质量会议反馈的方式督促改进。前臂静脉穿刺符合率从2013年的84%上升至2017年的97%。

2）规范PICC穿刺：应用2%葡萄糖酸氯己定乙醇溶液、一次性穿刺包、全包裹式无菌超声保护套，实行全臂消毒，做到最大限度地无菌屏障。增加血管超声设备，自2015年起100%超声引导下穿刺，100%肘上静脉穿刺。穿刺点局部感染、渗血和导管破损发生率明显下降（表2）。

表2 PICC并发症发生率

	2013年	2017年	下降幅度
局部感染	0.55‰	0.045‰	91.82%
渗血	0.62‰	0.027‰	95.65%
导管破损	0.50‰	0.028‰	94.40%

（3）培训与考核：向全院护士解读《静脉治疗护理技术操作规范》的原则与细则，培训修订及新增的制度、流程及操作标准。以理论、操作示范与案例分析为主要培训形式，并将标准与细则纳入新护士入职岗前培训。在职护士通过专科分层培训的形式定期进行静脉治疗专科规范化培训（专职专科护士培训病区专科护士，病区专科护士培训临床护士）。

标准的原则与细则相关知识纳入全院计算机在线学习与考核系统。IV-team团队成员每年进行一次专科知识考核，考核形式包括理论、案例分析、操作竞赛等。

2. 创新管理，多学科团队联合制定《静脉输液血管通道选择的临床路径》

医务部、护理部、药剂科查阅国内外文献，运用循证的方法，联合制定《静脉输液血管通道选择的临床路径》（图4、图5），以《静脉输液管理制度》的主要内容在院内网发布，要求全院医护人员执行。护士站、医生办公室放置资料，供随时查询。医护人员能根据药物性质、疾病种类快速准确地为患者选择合适的静脉输液通道。此路径实施后，刺激性药物中心静脉给药率＞95%，钢针使用率从24.33%下降至0.2%。

3. 创新技术解决临床难题，单手双腔同封法维护导管畅通

随着静脉输液工具的不断发展，双腔耐高压PICC管在临床的应用逐渐增多，随之而来的问题是双腔导管的堵管率远高于单腔导管。为减少双腔PICC导管的堵管率，我院组成专项研究小组，发现双腔PICC导管常规依次

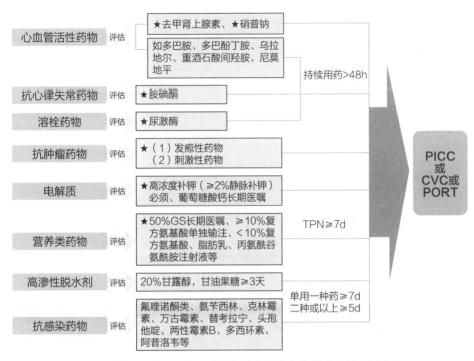

图4 《静脉输液血管通道选择的临床路径》按药物性质选择

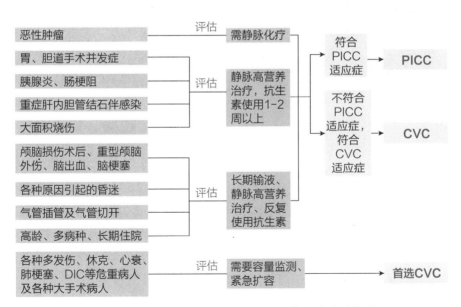

图5 《静脉输液血管通道选择的临床路径》按疾病种类选择

冲封管，冲管的压力挤压中隔膜，使对侧管腔压力改变，导致回血而造成堵管。创新使用单手双腔同时封管的手法（图6），封管时采用单手持2支封管液，2个针栓分别置于大鱼际肌和大拇指处，缓慢平推式封管，针筒内余约0.5ml液体时停止，同时夹闭拇指夹。使用这种手法能有效预防导管堵塞，堵管率从17.42%下降至8.22%，研究成果发表于2017年5月的《中华护理杂志》。

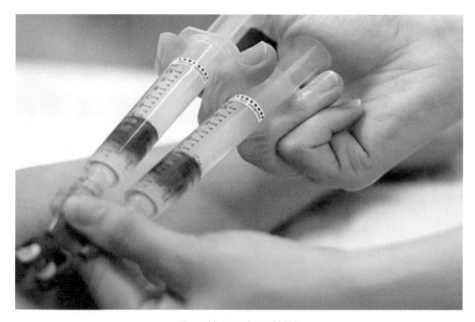

图6　单手双腔同时封管

4. 创新服务模式促成24小时专业化静脉治疗，保障患者安全

2013年，医院年出院人次8.86万，平均住院日8.55天，治疗过程短平快，静脉输液率始终保持在54.8%～56.7%之间。为提供夜间与节假日同质化与专业化的静脉治疗服务，解决静脉穿刺困难和疑难并发症的处理，进一步提升静脉输液质量，护理部创新开展24小时无缝隙静脉治疗服务。此项服务模式荣获2018年《中国护理管理杂志》"护理管理创新奖"优秀奖。

（1）24小时专业化无缝隙静脉治疗服务（图7）

1）周一至周六的日间由静脉治疗专职专科护士到病区完成床边PICC置管及疑难输液相关并发症的处理，如导管相关性血栓，中心静脉导管堵管，

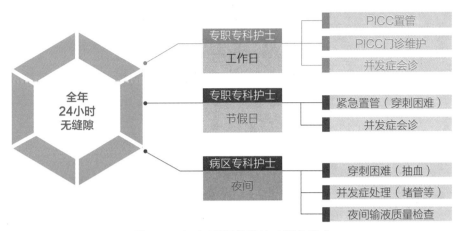

图7　24小时无缝隙静脉治疗服务模式

严重的静脉炎，药物外渗等。

2）周日及假期的日间由静脉治疗专职专科护士值班，负责紧急置管与问题处理。全年夜间由82名病区专科护士和5名专职专科护士轮流值班，承担夜间急诊增强CT/MRI静脉穿刺及造影剂注射，静脉困难穿刺，采血困难及输液并发症的处理等。值班专科护士接到电话，5分钟内赶到呼叫的病区，解决问题，真正做到24小时的静脉治疗专业化服务不间断。

3）该服务模式达成静脉治疗质量24小时无缝隙监控。夜间值班的静脉治疗专科护士常态化巡查2～3个病区的静脉治疗质量，主动发现静脉治疗问题并帮助解决。巡查结果及时反馈给科室，并录入护理质量管理系统，监控标准的临床执行情况，作为该科室专项质量的考核，促进临床护士严格执行标准。

（2）信息系统研发为标准执行与质量管理提供支持：利用自主研发的静脉治疗信息系统（6大模块：静脉输液置管，中心静脉通路维护，门诊预约、护理会诊、并发症呈报与查询、统计）（图8～图11），动态监控，实时管理。临床护士发送静脉输液会诊单，专职专科护士实时获取信息，24小时内完成会诊。并发症呈报系统供临床护士呈报各类输液并发症，包括外周留置针、中心静脉导管和输液港，专职专科护士能及时获得并发症信息，第一时间床边指导并进行结果的追踪。各类并发症的统计与分析，为质量改进提供依据。门诊预约系统促成患者按时完成PICC和输液港维护，合理安排就诊时间，减少患者等待时间。

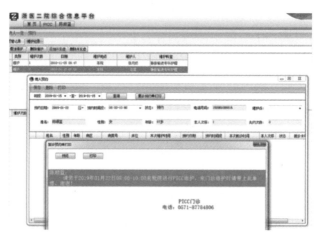

图8 中心静脉通路信息记录表

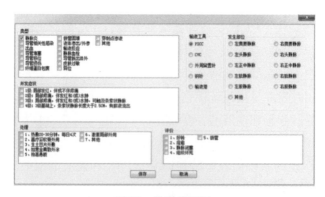

图9 门诊预约系统

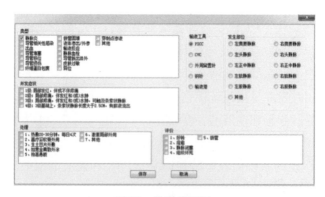

图10 并发症呈报

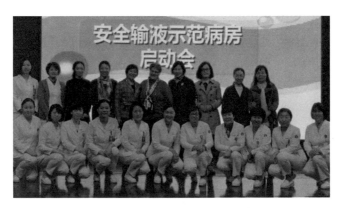

图11　并发症汇总统计

5. 推广安全输液装置，促进护患安全

患者与员工安全是医院一直关注的焦点，护理部更是大力支持安全输液工作，邀请美国静脉治疗专家指导开展安全输液，并建立示范病房（图12）。医院引进各种安全输液装置及附件（图13），从穿刺、输液连接到管

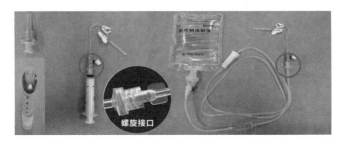

图12　安全输液示范病房启动会

图13　安全输液装置及附件

道冲洗，全方位实施安全穿刺与无针连接。2018年6月经输液横断面调查，全院无针连接率达到93%，有效降低针刺伤发生率（图14）。

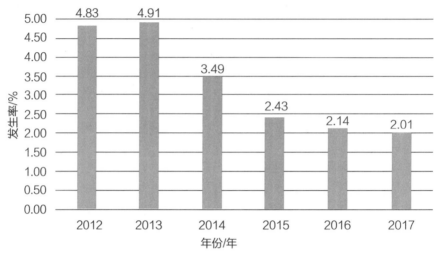

图14 员工针刺伤发生率

6. 保障用药安全

（1）药物配置中心减少药物性危害：根据国家药品生产质量管理规范（GMP）标准建立静脉药物配置中心（PIVAS），抗生素、细胞毒性药物、静脉高营养及预配氯化钾溶液100%PIVAS配置。所有药品配置人员均为取得护士执业资格证的护士，专业培训、专业防护设备和措施减少配置过程的药物性危害。

（2）安全输液标签实现全面提醒功能：医院输液标签在体现基本信息的同时，更注重临床用药安全，护理部联合药剂科和IT中心，共同设计安全输液标签（图15）。在标签上应用统一符号、标记和文字全方位提供药物及输注注意事项等信息，包括滴速要求，配伍禁忌，皮试结果，使用效期，易致跌倒，储存要求，高危药品，相似药品，试验用药等，以提醒临床护士加强用药过程的观察与患者教育，落实各类预见性防护措施，保证用药安全。

（3）专业化防护避免细胞毒性药物的职业性伤害：细胞毒性药物从配置、运送、使用到溢出后的处理均以患者与员工安全为首要。专用配送箱专人配送，一次性锁扣封闭运送箱，二维码扫描确保运送每个环节的交接正

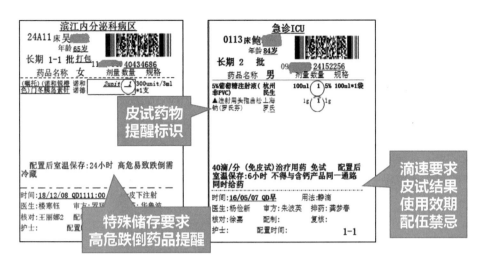

图15　安全输液标签

确。细胞毒性药物一旦溢出，随时随地可获得专用的溢出处理箱，物品包括：防护衣、护目镜、安全鞋套、隔离带、吸附棉条、警示标签等，能有效减轻环境污染，减少人体损伤。如不慎溅入眼睛，利用每个病区水槽边配备的洗眼器，可立即冲洗，避免损害。

7. 多模式健康教育满足患者全程静脉治疗需求

患者不同治疗阶段需要不同的健康教育信息，我们开展多种形式的静脉治疗教育：在每个病区设立PICC宣教墙报，护士站摆放台历式教育资料，每位患者发放健康教育手册，门诊循环播放健康教育视频，开展静脉治疗健康大讲堂，建立微信公众号等。患者从入院时即可获得安全静脉治疗相关信息，静脉治疗期间知晓活动、自我观察等注意事项，出院后掌握携管生活的自我管理及各种应急处理方法。多模式、多渠道的静脉治疗健康教育，为患者静脉治疗全程提供信息保障。我院拍摄的PICC健康教育视频获得浙江省各行业科普大赛二等奖。

8. 持续质量改进优化标准执行流程与制度

标准执行过程中发现的问题，采用QCC、PDCA等工具开展质量改进，

2015—2018年，全院开展静脉治疗相关持续质量改进项目65项，主要改进项目见表3。

表3 主要质量改进项目

序号	质量改进项目名称	改善前	改善后
1	降低中心静脉置管相关性血流感染的发生率	4.53‰	1.04‰
2	提高患者静脉用药给药时间的规范率	76.03%	92.40%
3	提高住院患者静脉给药的及时率	79.40%	95.30%
4	提高使用刺激性药物患者中心静脉置管率	46.50%	95.6%
5	缩短肺癌患者术后CVC导管留置时间	167h	114h
6	提高双人核对微泵维持药物标签的完善率	46%	91.7%
7	降低肿瘤科中心静脉导管堵管发生率	4.53%	0.62%
8	提高化疗药物使用的规范率	69.8%	91.1%
9	降低神经内外科外周留置针静脉炎的发生率	18.19%	6.56%
10	提高神经外科中心静脉置管贴膜固定符合率	91.70%	97.50%

四、执行标准的成效

1. 标准执行降低输液并发症发生率

各临床科室通过电子病历系统主动呈报输液相关并发症，全院实行无惩罚呈报制度，提高员工呈报主动性，静脉输液并发症发生率从2014年的1.15‰下降到2017年0.43‰，降幅达到62.61%。其中中心静脉导管堵管率从1.24‰下降至0.26‰，中心静脉导管局部感染率从0.53‰下降至0.21‰，外周留置针静脉炎发生率从0.63‰下降至0.15‰（图16）。

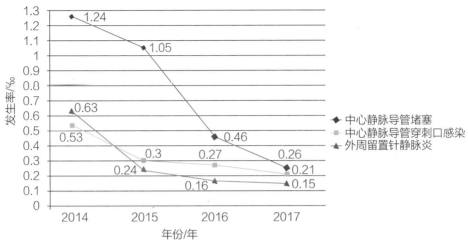

图16　主要静脉治疗相关并发症发生率

2. 多学科团队助力重症烧伤患者的救治

2017年杭州某爆炸事件，7名重症烧伤患者在我院接受抢救治疗。护理部、烧伤科、院感科、麻醉科和静脉治疗专科组成多学科团队，从静脉通路选择、消毒液的使用、深静脉导管的置入、维护到质量巡查等方面，全力保障患者生命通路的畅通与安全，建立群体烧伤患者血管通路专业照护标准，创造零死亡奇迹。

3. 专科研究促进静脉治疗专业与学科的发展

2015—2018年间，静脉治疗相关的省厅级科研基金项目4项；发表论文26篇，其中SCI 6篇，中华系列4篇；出版《管道维护标准与风险防范流程》与《护理技术规范与风险防范流程》专著2本。专业化团队运作模式的应用在全国护理行业中处于领先水平，"专业化团队运作在静脉输液并发症防控中的效果研究"获浙江省科技进步二等奖、浙江省卫生与计划生育委员会科技进步二等奖和中华护理学会科技进步二等奖（图17）。

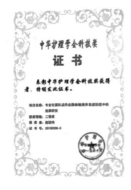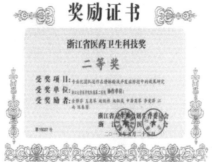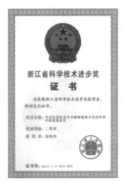

图17　获奖证书

4. 标准的推广与传播

（1）推广标准：标准执行以来，我院静脉治疗专家在中华护理学会静脉输液治疗年会、浙江省护理学会、国家级继教班、中华护理杂志、中美高峰论坛和中国护理管理杂志护理服务改革创新与发展研讨会等重要会议和培训班上推行标准的实施和经验50余次。

（2）培育专科人才：护理部每年主办国家级继教班《PICC操作技能与规范化管理培训班》，参加的学员达1 503名。成立通道学院，为省内外各级医院培养PICC专科护士69名，培训静脉治疗进修护士107名。2017年成功申报浙江省静脉治疗专科护士培训基地，已培养省级静脉治疗专科护士81名。帮扶医联体内的医院开展静脉治疗相关工作，推广执行标准的经验。通过微信公众号、微信圈普及静脉治疗相关知识，解答疑难问题。

五、执行标准的总结

1. 合理静脉输液工具的选择是减少静脉输液相关并发症的首要因素，其落实除了护士的主动介入外，与患者接受度和医生的配合度息息相关。医院领导高度重视，多学科联合制定《静脉输液血管通道选择的临床路径》，使其制度化，从医、护、药三方面监管落实。

2. 应用专业化团队24小时无缝隙服务模式，解决夜间、节假日疑难病例处理问题。

3. 标准是静脉治疗执行的基本规范，在标准执行过程中，静脉治疗团队成员在主动静脉治疗理念、专业水准、医学研究能力、执业安全、团队精神、自我价值等各方面得到成长。我院静脉治疗团队指导14家医院开设PICC维护门诊，让更多患者在家门口就能得到高质量的维护，减少患者到上级医院维护的奔波和费用。帮助13家医院组建静疗团队，指导9家医院开展静脉治疗质量控制和11家医院开展信息化管理，有效提高下级医院静脉治疗的管理水平。

（金静芬　赵锐祎）

9 夯实感控基础，保障患者安全

——《病区医院感染管理规范（WS/T 510—2016）》

（北京大学第一医院）

一、执行标准的背景

　　病区是患者住院诊疗的基本单元，是医院感染预防与控制的基础，医院感染预防与控制的共性管理规范和措施集中体现在病区，其中重症监护病区、新生儿病区等感染高风险部门均需在病区医院感染防控工作落实的基础上针对其感染特点增加其他的防控措施。

　　近年来，感染高风险部门的医院感染管理受到了更多关注，而普通病区作为医院最基本诊疗单元的医院感染管理工作，由于涉及面广、要求内容多而繁杂、管理难度大，容易出现受忽视和措施落实不到位的现象。存在发生医院感染乃至引起流行或暴发的隐患。

　　2016年12月27日，原国家卫生计生委正式发布了推荐性卫生行业标准《病区医院感染管理规范（WS/T 510—2016）》（以下简称《病区规范》）并于2017年6月1日正式实施。北京大学第一医院作为本标准的第一起草单位，从标准发布起即开始在全院范围内执行标准。

　　我院有组织的医院感染管理工作起始于1987年，是在国内最早成立感染管理科的医疗机构之一，同时建立了医院感染管理委员会、医院感染管理科和临床医院感染管理小组的三级组织，负责全院的感染管理工作。经过30余年的发展，我院打下了扎实的感控基础，建立了良好的感控文化。医院感染管理科建立之初，即开展了医院感染全面综合性监测，2005年在全国率先开展了基于多重耐药菌目标性监测的防控工作，2007年开展了基于ICU医院感染目标性监测的防控，2012年实现了信息化监测支持下的医院感染防控。2015年，我院推行了医院感染管理护士制度，后备护士长担任病区医院感染管理护士的职责，实现病区主动推进的医院感染管理，为标准执行奠定了坚实的基础。

二、执行标准的计划

1. 制定总体目标

针对病区规范涉及内容广泛、执行人员多、基础工作重要的特点，明确了要通过落实标准，建立以病区为主体、制度针对可行、坚持持续改进、管理精准科学的病区医院感染管理模式，达到将标准要求落实到日常工作与管理中、执行病区标准夯实感控基础的目标。

2. 制定具体目标与计划

（1）执行策略：对照标准要求，采用根因分析法绘制系统图（图1），分析要达到落实标准的目标需要制定哪些具体目标并采取哪些措施。通过分析决定采取8个具体对策来落实标准中对管理要求、布局与设施、医院感染监测与报告、医院感染预防与控制及职业防护的要求。

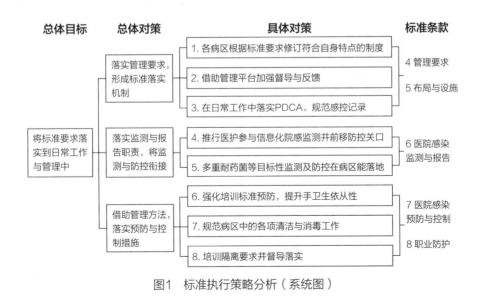

图1　标准执行策略分析（系统图）

（2）执行计划：为有序推进标准的落实，实施各项具体对策，需要对推进的进度进行整体的安排，在2017年期间完成各项措施的落实，并绘制了甘特图（表1）。

表1 标准执行计划（甘特图）

对策序号	对策内容	1月	2月	3月	4月	5月	6月	7月	8月	9月	10月	11月	12月
1	各病区梳理并修订制度			→									
2	借助管理平台加强督导反馈												→
3	落实PDCA规范感控记录												→
4	推行医护参与的信息化监测												→
5	多重耐药菌监测与防控在病区落地												→
6	强化培训标准预防提升手卫生依从性												→
7	规范病区中的各项清洁与消毒工作			→			→			→			→
8	培训隔离要求并督导落实												→

（3）执行目标：在分析落实策略，制定计划的同时，我们还针对每一项对策的实施设置了客观可测量的目标指标，并设定了目标值，详见表2，目标的设定，让对策落实的情况可衡量，达成情况量化。

表2 标准执行目标指标及目标值

对策编号	目标指标	标准发布前值	目标值
1	全院病区制度修订完成率	启动修订	100%
2	病区医务人员感控知识知晓率	56.1%	80%
3	自查后改进措施执行率	63.5%	90%
	针对性培训和考核执行率	71.7%	90%

续表

对策编号	目标指标	标准发布前值	目标值
4	医院感染预警处理完成率	37.2%	70%
5	多重耐药菌防控措施执行率	90.5%	100%
6	标准预防知晓率	53.6%	80%
	手卫生依从性	61.4%	70%
7	简易呼吸器消毒合格率	83.6%	100%
	床单位终末消毒合格率	57.7%	80%
8	隔离措施知晓率	68.2%	80%

三、执行标准的过程

1. 各病区梳理并修订制度

病区医院感染防控制度是病区开展工作的纲要和依据。如何让病区规范对日常诊疗防控工作的要求成为可操作可执行的要求，我院通过由病区主导医院感染管理制度制定来实现。制度的起草由病区医院感染管理小组完成，感染管理专职人员则对其中的技术内容对照标准进行审核和规范。具体流程见图2。

完成的制度需要符合以下的特点：

（1）内容全面：制度框架包括了病区规范中的管理要求、医院感染监测与报告、布局与设施、医院感染预防与控制、职业防护的内容。对病区规范中引用其他相关标准的要求在制度中要进一步细化，增加制度的可执行性。

（2）职责明确：病区制度作为病区医院感染预防与控制的执行性文件，对于各项要求的落实主体要明确，制度中明确了病区中感染管理护士、感染管理医生、病区各级医生、护士长、责任护士的职责，同时也明确了护理员、保洁员、配膳员等人员在感染防控中的职责，达到每项工作有人负责、有人落实的目的。

（3）流程可操作：病区制度中应该对重要环节从医院感染防控的角度进

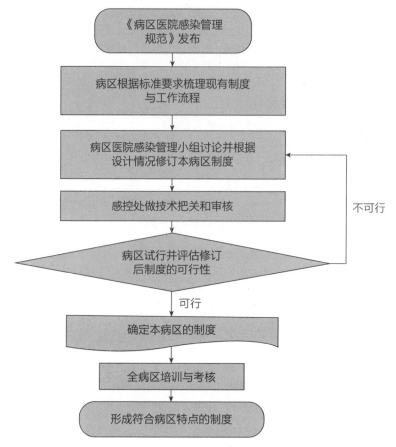

图2 病区医院感染管理制度修订流程

行梳理，明确其流程。例如在新生儿病区要制定沐浴流程、配奶流程；外科病区要制定术后换药流程、引流管维护流程等。将医院感染防控的要求融入进日常诊疗操作流程中，才能保证医院感染管理工作可落实。

（4）体现病区特色：各病区收治的病种不同，诊疗操作有差异，因此制度要体现病区特色。例如，外科病区的制度中应有术前抗菌药物使用的内容、妇产科病区制度中应有会阴冲洗和消毒的要求。

2. 借助管理平台加强督导反馈

医院感染管理工作的反馈是促进各项工作落实的重要手段，我院建立了以下两种反馈途径：

（1）借助医疗管理平台：作为管理和沟通的重要举措，我院自2012年起建立了医疗管理平台，管理平台包括了医疗管理部门向临床反馈数据与评价的《医疗信息简报》，也包括了对临床医疗工作量化评价的《科室综合目标评估》，还建立了每月一周期的医疗处长—主任例会制度，每月举办4次例会，包括了管理组例会2次，内科系统组和外科系统组例会各一次，通过面对面的沟通，反馈问题，解决问题。

《病区规范》发布以来，我院对规范中要求的手卫生、医院感染的监测与上报、多重耐药菌感染的防控等要求以及病区手卫生依从性、医院感染发生率、多重耐药菌医院感染发生率等数据借助医疗管理平台进行反馈。

（2）开展感控临床专科面对面反馈：各病区的医院感染防控工作各有特点，防控的重点与难点也各不相同，为了让各病区工作做得深入，我们开展了感控专职人员与临床专科医护人员面对面专题反馈与讨论，内容包括了病区感染监测现况与趋势分析、病区工作亮点、待改进的工作及病区感染防控重点与难点讨论、理念与薄弱知识的培训等。有效推进了《病区规范》的落实和工作的深入。

3. 落实PDCA，规范感控记录

病区医院感染防控的工作是一项需要不断完善，不断推进的工作，如何形成有效的落实机制？我们通过实践与探索，采用通过PDCA（Plan-Do-Check-Action）工具，在日常管理中推行感染管理工作的持续改进。计划阶段（P-Plan）：通过日常医院感染管理专职人员的督查或病区感染管理兼职人员的自查发现问题，并由病区针对问题提出可行的改进计划；执行阶段（D-Do）：病区根据需要开展培训或对实践进行讨论，得出解决方案并执行；确认阶段（C-Check）：病区和感染管理专职人员对整改情况进行查看并记录；行动阶段（A-Action）：对于确认有效的措施则通过制度化、流程化来保证落实。

为了保证PDCA的实施，我们将各项工作采用感控记录本的形式，下发至全院各病区。通过记录自查、督查与改进、培训、医院感染事件讨论等情况，促进PDCA流程的顺畅，同时做到工作有迹可循。

4. 推行医护参与的信息化监测

医生与护士是发现医院感染高风险患者、上报医院感染病例以及监督防控措施执行情况的主体，在医院感染监测中扮演重要的角色，为了让监测能真正指导临床防控，我们借助信息化的手段，推行了医护参与的监测。

临床医生参与了医院感染高风险病例诊断与防控流程，我院通过信息技术，将医院感染的高风险病例筛选并推送至病区电子病历医生端，由医生对高风险患者的感染情况进行判断，并根据情况调整并实施感染防控措施，真正实现了感控关口的前移。并且将医生处理预警病例的完成率纳入了医院综合目标评估，有效地推进了此项工作的落实。

临床责任护士在信息化监测中承担了医院感染防控各项防控措施执行依从性监测的工作，保证每项防控措施落实到位。

5. 多重耐药菌感染监测与防控在病区落地

多重耐药菌感染是医院感染防控的重点与难点，早发现、早隔离是多重耐药菌感染防控的关键措施。其中涉及检验科微生物检验部门、全院各病区和医院感染管理部门的多学科合作。我院通过建立多重耐药菌管理例会制度，形成了多重耐药菌防控的多学科合作机制，感染管理部门主导、医务管理、药事管理、微生物、感染疾病科、重症医学科等参与，每月通过例会的形式，讨论多重耐药菌感染防控中的难点及对策，让多重耐药菌感染防控形成合力。

另外，我院通过信息化的手段将多重耐药菌感染的监测结果推送至临床，同时将医院感染预防与控制的措施发送至临床。主管医师能第一时间获取检验结果和防控措施，以便临床尽早上报多重耐药菌的医院感染病例，及时发现聚集性发生，同时启动悬挂隔离标示，诊疗物品专用等接触隔离的措施。

6. 强化培训标准预防，提升手卫生依从性

标准预防是医院感染防控的最基本策略，实现的是医务人员和患者之间的双向防护，强调的是对所有患者采取的基本防控措施，是病区医院感染防

控的基础措施。标准执行中，我们将提高标准预防的知晓率作为目标，制作了标准预防培训视频、标准预防的宣传折页和海报（图3），通过多种形式的宣传与培训来提高医务人员知晓率；同时我们将标准预防的工作作为采用PDCA推进的重要内容，通过多次的自查、培训、督查和考核来逐步推广这项工作。

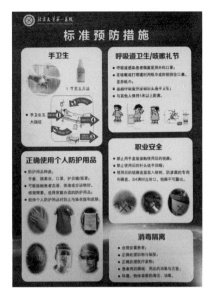

图3　标准预防宣传海报

手卫生是标准预防的重要措施，也是最经济有效的医院感染防控措施，我院在完善手卫生设施、手卫生培训的基础上，增加了手卫生依从性监测与反馈、评选"手卫生之星"等措施营造患者安全文化，以提高手卫生依从性为抓手，提高临床医务人员的感控意识、进而推动各项防控工作的落实。

7. 规范病区中的各项清洁与消毒工作

消毒是医院感染防控中切断传播途径的措施，《病区规范》下发后，我们根据规范要求，对照现有流程，细化了病区各项物品的清洁和消毒流程，包括体温计、血压计袖带等低度危险物品的复用流程，也包括容易被忽视的喉镜叶片、简易呼吸器等病区常用诊疗器械的消毒流程。通过制作物品清洗、消毒的流程图，进一步细化和规范临床常用诊疗物品清洗与消毒的复用流程。

病区床单位的终末消毒是病区管理中的难点，保洁员对床单位终末消毒的掌握程度往往不尽人意，我院通过建立床单位终末消毒培训的工作坊，在上岗前对所有保洁员都做好现场的实操培训与考核，加上日常工作中采用荧光标记法对执行情况进行监测，保证床单位终末消毒的合格率。

8. 培训隔离要求并督导落实

隔离是一种对于感染源或感染高危人群的综合防控措施，根据医院感染途径的不同分为接触隔离、飞沫隔离和空气隔离三种，每一种又包括多种措施。如何让措施便于落实呢？我们自行设计了三种隔离的标示，通过图示将关键措施在标示中体现，促进隔离措施的知晓和执行（图4）。

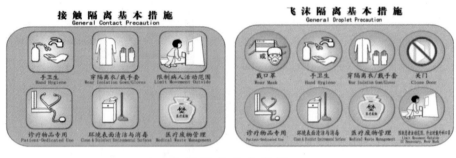

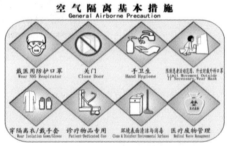

图4　接触隔离、飞沫隔离、空气隔离三种隔离标示

另外，制作执行隔离措施的清单，按照完成情况勾选隔离措施的执行情况。通过以上措施实现隔离措施在全病区医、护、技、工、患者、家属全员知晓并参与落实，让隔离真正落到实处。

四、执行标准的成效

1. 目标达成情况

通过2017年全年标准执行，预设的目标除了标准预防知晓率、自查后改进措施执行率、多重耐药菌感染防控措施执行率和床单位终末消毒合格率以外，均已达到目标值（表3），以上四项指标还需要进一步的推进与落实。

表3　标准执行目标完成情况

目标内容	目标值/%	标准发布前/%	2017年/%
全院病区制度修订完成率	100	启动修订	100.0
医务人员感控知识知晓率	80	56.1	84.3
隔离措施知晓率	80	68.2	89.7
标准预防知晓率	80	53.6	76.3
自查后改进措施执行率	90	63.5	87.3
针对性培训和考核执行率	90	71.7	96.7
医院感染预警处理完成率	70	37.2	85.8
手卫生依从性	70	61.4	71.5
多重耐药菌防控措施执行率	100	90.5	98.3
简易呼吸器消毒合格率	100	83.6	100.0
床单位终末消毒合格率	80	57.7	78.5

2. 院内执行成效

（1）管理上形成了贯彻标准的长效机制：按照病区规范的要求和病区实际情况制定可操作、有特色的病区制度，是将标准执行常态化的重要举措，另外，标准要求的落实要通过PDCA的方法持续质量改进，实现贯彻标准工作在病区的常态化。

（2）监测上形成医护参与的监测–防控模式：在信息化支持下的医护参与的病区医院感染防控模式，实现了医院感染预防关口前移，从识别感染高风险患者开始，由医生与感染管理专职人员共同为高危患者提出针对性的防控措施，在感染未发生前就针对高危因素进行干预，让感染的预防更加有效。

（3）防控上逐步落实各项措施并持续改进：通过标准的落实，标准预防、手卫生等重要防控措施持续提升，医院感染发生率逐年下降并稳定在较低水平，病区各项诊疗流程中的感染防控要求也逐步通过细化操作流程而进一步明确，使得各项要求的执行更加常态化。

五、执行标准的总结

1. 案例执行特色

（1）病区医院感染管理的要求是医疗质量的重要组成部分，本案例将标准的重要条款纳入医疗质量管理和患者满意度调查，推进标准落实，建立长效机制。

（2）标准的落实并不是一项孤立的工作，将标准的落实与医疗质量、患者安全与医务人员自身安全相结合，更能体现标准的价值，也更有利于标准落实。

（3）循证的证据与监测数据是医院感染管理工作推进中的利器，本案例中运用循证感控，助力标准执行；同时开展专科评估与反馈，针对性反馈监测中发现的问题并讨论改进，让工作更有针对性。

2. 案例执行经验

（1）通过制度的修订，促进病区深入学习和理解标准要求，规范医务人员的行为卓有成效。

（2）病区规范的执行主体，本案例通过多种手段保证临床人人参与，营造学标、贯标、执标的医疗文化，将措施落地，做到人人都是感控措施的践行者。

（3）灵活应用风险评估、PDCA、鱼骨图、甘特图等管理工具实现持续质量改进，让标准落实和工作推进更加科学高效。

（李六亿　姚希）

10 循尿路感染行标，
探精准诊断之路

——《尿路感染临床微生物实验室诊断（WS/T 489—2016）》

（北京协和医院）

 一、执行标准的背景

尿路感染是由各种病原体在泌尿系统中生长繁殖而引起的感染性疾病。相关病原体可包括细菌、真菌、支原体、衣原体、病毒等。尿路感染是常见的感染性疾病，其发病率和年龄、性别密切相关，在女性中较为常见，约50%的妇女在其一生中曾患过尿路感染。据统计18岁以上的女性尿感发生率约12.6%，而男性发病率为3%。另外，老年人、插导尿管患者、肾移植患者、尿道结构或功能异常者容易患尿路感染。虽然诊治方法日新月异，但尿感的发病率和复发率均无明显下降，而尿路感染诊断或治疗不当会导致不良后果。因此，规范尿路感染的诊断和治疗，对于提高其诊治水平，具有重要的意义。

一份及时精准的实验室检验报告，在尿路感染诊疗流程中起到了至关重要的作用。而一份不合格的尿培养留取标本，将导致患者就医成本增加、平均住院时间延长、错误指导应用抗生素等一系列堪忧的问题，增加尿路感染治疗难度。如何正确留取清洁中段尿，是目前急需解决的问题。检验人员综合专业能力的差异，也将直接影响检验报告准确性。目前我国关于尿路感染临床实验室诊断操作规范标准尚不完善，特别是不同实验室关于尿标本的采集、运送、接收、实验室检查、培养方法、培养结果的分析原则、报告程序和药敏试验等方面存在很大差异，导致国内尿路感染诊治能力参差不齐。

为提高我国尿路感染的实验室诊断阳性率及临床的诊治水平，《尿路感染临床微生物实验室诊断（WS/T 489—2016）》行业标准于2016年正式出台。该标准适用于具有Ⅱ级生物安全防护能力的临床实验室。考虑到各医疗机构技术水平和硬件条件的差异，标准制订过程中兼顾二级医院和三级医院的现有技术和硬件状况，经与多名二级和三级医院专家的讨论和评审，该标准不仅对三级医院微生物实验室适用，对广大的二级医院及开展尿液细菌培养的基层医院实验室都具有非常重要的指导意义。该标准制定了适合中国临床微生物实验室使用的尿路感染实验室操作规范：尿路感染送检标本采集方法、标本运送接收和拒收标准、实验室检查操作、药敏试验操作等内容。

二、执行标准的计划

执行该行业标准的计划得到了医院管理层的高度肯定与支持。医院统一布局，优化流程，院内培训，院外推广，多团队、多维度的通力沟通与合作，为标准执行和医疗质控打开了一扇高效精准的实验诊断之门。医院制订的具体执行计划主要围绕标本留取、检测过程和结果分析三大环节。

1. 分析前质量控制

该环节的主要工作计划包括：采取有效措施提高门急诊和病房患者尿液标本留取合格率，在门诊实验室临近处设置尿液标本留取处，专人值守服务台，对患者进行指导宣教；提高临床医生开具尿常规与尿培养联合送检率；对各病房需要在特殊部位采集尿液的几种方法进行医护培训，并将宣讲资料悬挂院内网便于临床工作人员调取查阅。

2. 分析中质量控制

该环节的主要工作计划包括：提高实验室人员标本检测质量、综合分析尿常规和尿培养的能力；升级实验室LIS系统方便检验人员调取患者全面检测结果。

3. 分析后质量控制

该环节的主要工作计划包括：定期与临床医生开沟通会，帮助临床医生更好的解读检验报告，对疑难病例进行分析，对抗生素应用进行指导。

信息系统的支持：实现对样本留取、送检、检测、审核等各检测环节时间点进行全程电子化留痕监控。

三、执行标准的过程

通过临床实践，我们从两条路径拓展执行标准。首先，实行尿液标本的全程质量控制，一份经过专业指导留取合格的尿液标本是精准检验的前提保证。其次，对检验人员进行技能培训是重中之重，人员技能的提升和标准化决定着检验报告的质量，对临床诊断和疗效监测有着关键的影响。

1. 尿液标本质量控制

此部分主要旨在贯彻执行行业标准WS/T 489—2016中"3. 标本采集""4. 标本标识""5. 标本运送""6. 标本接收""7. 标本拒收"等内容。

（1）尿液标本的正确留取

1）通过召开临床沟通会，与临床医生尤其是泌尿外科、感染内科和肾内科的临床医生和护理人员、药剂学专家等多学科医务人员取得一致共识：针对疑似尿路感染的病人，医生应同时开具尿常规和尿培养2个项目进行联合检测。

2）按照WS/T 489—2016建议，尿液标本的留取方式包括清洁中段尿、耻骨上膀胱穿刺尿、膀胱导尿等，不同标本类型的采集方法该标准中都进行了要点说明。对于大多数尿路感染患者，清洁中段尿是最常见也是最容易留取的尿液标本。因此，医院检验科重点针对提高清洁中段尿的留取质量采取措施。

3）规范空间布局，医院为方便门诊病人留取合格的清洁中段尿，将标本留取处设置在门诊化验室隔壁；医院根据行业标准制作了正确留取清洁中段尿的注意事项，印在说明单上发放给每位留取尿液标本的患者；并有专人值守咨询台，进行清洁中段尿的口头宣讲及文字指导。在每个留取隔间，张贴图文并茂的宣传彩页（图1）。此种设计，大大提升了病人的就医感受，更为留取合格的标本做出了有力的保障！

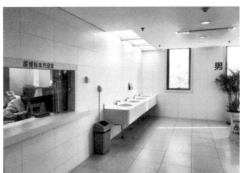
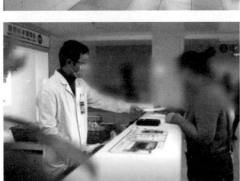
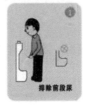
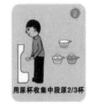
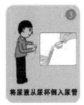
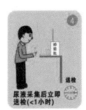

图1　尿便留取处区域设置及文字指示

4）对医护人员的宣讲内容，更深入到住院患者导管尿和其他特殊类型尿液的留取方式和操作注意事项，并将宣讲资料长期悬挂于院内网科室首页供医护人员学习查阅。

（2）尿液标本送检：为保障尿液标本质量，标本应在采集后2小时内及时送达实验室，医院采取病人就近送检、气动传输和外勤人员送检三种运送方式同时运行。

1）方便患者送检：医院将尿液标本留取处设置在标本接收处的隔壁，方便患者在留取尿液后直接将标本放置于标本接收窗口，减少标本在运送过程中的溢洒或污染等。

2）气动传输：医院在新门诊楼安装了医用气动物流传输系统，以压缩空气为动力，借助机电技术和计算机控制技术，通过网络管理和全程监控，将检验科与病房和门诊标本接收处等工作点，通过传输管道连为一体，将标本装入传输瓶，实现标本在不同站点间的智能双向点对点传输，方便医务人员将95%的患者标本在采集后5分钟内传输至检验科，缩短标本运送时间，保证标本质量。

3）外勤人员送检：医院仍有部分科室未安装气动传输系统，对于这些科室医院仍需通过外勤人员实现标本的转运，医院管理部门对外勤人员进行定期培训，提高外勤人员送检专业知识，保证标本正确转运和及时送达。

（3）尿液标本接收与拒收：按照WS/T 489—2016 "7. 标本拒收" 所规定的尿液标本拒收标准，窗口的标本接收人员需仔细核对尿液标本的患者基本信息、采集方法、采集时间、是否有渗漏等，若经检查标本不合格，该信息会及时通过信息化手段通知到临床人员或送检患者，方便患者及时重新留样送检。

2. 实验室检测过程

此部分主要旨在贯彻执行行业标准WS/T 489—2016的 "8. 实验室检查"，对于尿路感染的诊断，实验室关键检查主要包括尿常规和尿培养。为保证实验室检测结果的准确性，我们采取多项措施提升检验分析的质量。

（1）双重质量管理体系助力执行行业标准：医院检验科的发展一直坚持 "以临床和患者为核心，以质量和安全为灵魂"，致力于为临床和患者提供 "准确、快捷、热情" 的检验医疗服务，于2008年通过国家合格评定认可委员会组织的专家评审并获得ISO15189认可证书；于2014年通过美国临床病理学会（CAP）的实验室认可。在国家颁布WS/T 489—2016行业标准后，实验室文件管理员将相关指南写入SOP中并受控，以便实验室操作人员直接采用。

（2）实验室人员能力提升：综合专业能力强的人才培养是质量保证的重中之重，实验室通过组内定期培训、定期考核和定期比对等方式提升实验室人员针对尿标本的检测和结果分析能力。对于尿常规，实验室人员需及时获得需要复检的尿液标本沉渣，进行人工镜检。由于本实验室工作量巨大，为在有效时间内发出报告并保证结果准确性，实行尿常规、尿沉渣及人工镜检联合检测，制定了完善的复检规则。对于微生物检测者，需综合结合患者临床诊断、尿常规结果和尿培养结果，对尿培养标本的下一步处理进行判断。操作人员每半年进行一次人员之间的比对与专业技能理论和操作的考核，保证检验人员操作结果的一致性与准确性。

（3）实验室信息化管理：把经验变成数据，用数据说话，信息系统为我们提供了更大的空间，优化实验室信息系统，开放医生工作站权限，提供跨专业的检验数据快捷查询，方便结合临床信息，综合解读尿常规、尿培养、以及生化和免疫等结果，对综合分析临床及实验室各专业数据，对结果进行准确判读提供了更全面有力的依据。

（4）结果分析便捷卡：实验室制作便捷卡片，包括尿常规复检规则、尿常规与尿培养联合分析策略等，为检验人员提供一目了然的审核依据。

3. 实验室结果解读

（1）正确解读不同类型的实验室检测结果：针对尿培养报告，分为阳性、阴性和大于3种菌生长等不同的情况，针对每种不同情况设置相应的报告模板，并与临床医生沟通如何解读不同类型结果。

（2）临床沟通会：定期开展临床沟通会，与多学科领域专家取得共识，针对检测报告中不完善的地方进行持续改进，减少医患矛盾。例如对于尿液标本培养结果显示大于3种菌生长时，既往报告为"大于3种菌生长，可疑污染菌"，但部分患者误解为实验室将其尿液标本污染，因此在与临床沟通后将报告模式改为"大于3种菌生长，可疑定植菌"，方便患者和临床医生更好的理解报告。

（3）信息系统：通过信息管理部门的努力，实现将医务人员HIS系统与实验室LIS系统相连接，实验室通过LIS发布检测结果后，临床医生可在第一时间看到患者检测结果，以便于临床医生第一时间采取治疗措施。

四、执行标准的成效

1. 本院执行标准成效

从2016年该行业标准发布开始，医院经过多学科的通力合作，将行标在全院推广，提高了尿路感染性疾病的诊治能力。至2018年12月，我院尿培养送检不合格率下降9.7%，临床医生对疑似尿路感染病人同时开具尿常规和尿培养联合医嘱，联合送检率提高20.9%，由于实验室信息系统各专业数据的共享，为检验人员发出精准的检验报告提供了全面的依据。

2. 标准推广

全面质量服务体系的覆盖、优秀合格检验人才的培养是质量的根本保证与专业梯队持续发展的基石，也是标准有效推广并使广大患者真实受益的保证。行标的推广已经纳入到年度培训计划中。

（1）继续教育：作为全国细菌耐药监测网实践培训基地和质量管理中心，通过当面授课、现场操作培训等多种形式进行传帮带，对行业标准进行深度扎实培训，培训对象包含实习生、进修生、研究生和住院医师等，每年约100人。

每年定期举办两个继续教育项目，即北京协和微生物与临床论坛和临床侵袭性真菌感染新技术与治疗论坛，每年参会人数达到1 000人，在教育培训中微生物检验专家会与学员共同解读相关行业标准的操作指南或规定，帮助学员更好的实践和推广行业标准。

（2）基层培训：为了配合国家大病不出县的政策要求，加强县级医院临床微生物实验室的建设和临床微生物人才的培养，北京协和医院与中国初级卫生保健基金会，在国家卫生健康委抗菌药物临床应用与细菌耐药评价专家委员的指导下共同发起了"中国县级医院细菌与真菌感染实验室检测能力提升公益项目"，培训过程中与祖国各地的检验同行共同解读和实践国家颁布的涉及微生物检验的行业标准，培养人数接近200人/年。

（3）支援西藏地区：帮助西藏地区首次实现CNAS ISO15189认可，医院多位专家先后赴西藏自治区人民医院进行援藏工作、将北京协和医院践行的涉及微生物检验的行业标准经验与成果带到西藏雪域高原，进行理论和实践的协同推广，与广大同行分享交流，提高了当地医院感染性疾病的实验室操作标准和诊治水平。

（4）网络辐射：在信息技术迅猛发展的网络时代，我们也利用网络进行辐射推广，在中华医学信息导报、检验医学网、欧洲临床微生物感染病学会药敏委员会华人抗菌药物委员会，关于解读该行标的累计阅读量已经达到近

2万次。在2018年世界卫生组织（WHO）发起的提高抗生素认识周活动中，本实验室作为国家卫生健康委抗菌药物临床应用与细菌耐药评价专委会办公室所在地，联合全国著名感染科医生、药理学专家、感染控制专家、临床微生物学专家和食品卫生领域专家共同发布了《遏制细菌耐药我们在行动》科普视频，点击率达到40万次，其中上海市微生物学会微生物耐药防控委员会主任委员倪语星提出：规范送检，检测耐药；实验室团队应该快速检测，明确致病菌，找到敏感的抗生素，并及时地报告，可帮助临床医生从经验性治疗转化为目标性治疗，可以提高疗效，并减少耐药。肯定了标准推广执行的重要作用。

五、执行标准的总结

作为全国疑难病诊治中心的三甲综合医院，本院牵头起草发布《尿路感染临床微生物实验室诊断》行业标准，我们积累了大量的临床实践经验，深知标准的执行与推广是持续而坚韧的长期任务，我们的医护团队始终会以患者的康复为最大的幸福，将免除患者的痛苦为己任！每一个生命，都值得全力以赴，每一份标本，都必须精益求精。我们愿意向专家同道学习并分享，为祖国的医疗卫生事业辛勤奉献，承载担当！

（陈雨　张丽）

11 落实护理分级标准，深化优质护理内涵

——《护理分级（WS/T 431—2013）》

（山东省立医院）

一、执行标准的背景

山东省立医院的护理专业是国家临床重点专科，医院是全国优质护理服务示范工程重点联系医院，是山东省护理质量控制中心主委单位。分级护理制度一直是山东省立医院护理核心制度之一，医院在实施《护理分级》标准前期，通过开展调研发现无统一评估患者自理能力的量表，护士护理分级知识知晓率仅为84%，护士主动参与护理分级评定仅占25%，临床工作中迫切需要针对新的护理分级标准开展指导。

二、制定推广执行标准工作方案

在前期充分调研，把握医院护理分级现状的基础上，明确工作目标，制订实施方案。通过落实护理分级标准，提升护理分级准确率，确保分级护理措施落实，最终改善患者就医体验、强化护士内涵建设、提升护理专业价值，实现患者满意、社会满意、医务人员满意。护理部制定了"筹备启动，保障人力、完善制度，培训护理分级标准，遴选试点病房，全面落实，成效总结，持续改进"七步走的实施策略，由点及面，稳步推进，最终实现新的护理分级标准的全面有效落实。

三、方案的实施过程

1. 筹备启动阶段

护理分级标准下发后医院高度重视，成立领导小组，制订标准实施方案，专人负责推进护理分级标准工作的落实。领导小组由19人组成，分管护理的副院长担任组长，护理部、医务部、人力资源部主任3人担任副组长，副主任和科护士长15人担任组员。

2. 夯实人力保障

科学合理的人力配备是确保标准实施的先决条件。一直以来，我院护理系统切实贯彻落实国家卫生健康委关于实施护士岗位管理工作的各项要求，在护理岗位设置、护士分层级管理、护理绩效改革等方面进行了积极探索，多维度推进护理岗位管理实践，不断提升护理人力资源管理效能。

（1）科学管理，保障人力配置。一方面根据临床需求不断加大人力配置，另一方面制定并实施《山东省立医院护理人员岗位管理规定》，最大限度地保障临床护理岗位的护士配置。执业护士总数和床护比逐年上升，至2017年，护士总数达2 780人，床护比达1∶0.79，为分级护理实施提供了充足的人力保障（图1～图3）。此外，护士院内"多岗执业"模式的探索实施，

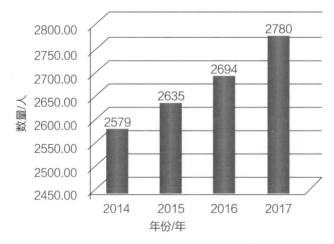

图1 2014—2017年医院执业护士数量

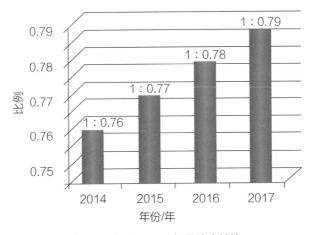

图2　2014—2017年医院床护比

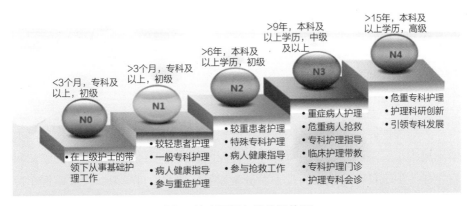

图3　护士五级七档分级体系

先后组建手术室机动护士库、健康查体机动护士库，并逐步拓展至产科、急诊、ICU等岗位。经全院招募及培训考核，纳入机动护士库，开创了护士院内多岗执业先河，有效保障了特殊岗位繁忙时段的护理人力应急调配，确保了应对突发事件以及特殊阶段临床护理的紧急需要，充分保障护理质量和患者安全。

（2）分层级管理，确保能级对应。实施分层级岗位管理，确保护士能力与患者护理分级相对应。根据工作年限、学历、职称等设立"五级七档"分级体系，实现护士能力与患者护理级别的对应。

（3）多维绩效考核，体现护理价值。建立护士长、护士综合考评机制，从德、勤、绩、能全方位量化对护士长、护士的综合考评标准，实现对护士长、护士工作业绩的360°考评，促进各级人员充分履职。为充分体现多劳多得的绩效管理原则，以护士参与夜班数量、夜班负重为主要依据，建立夜班绩效专项奖励机制，实施夜班绩效专项奖励。

3. 健全制度体系，保障质量

护理部依据护理分级标准内涵，修订完善了医院《分级护理制度》，优化了《护理分级流程》。为增强标准的可实施性，各科室制定专科化分级护理服务标准共57项，内容包含特级、一、二、三级患者的分级依据和护理要点，并制作展板进行展示，使护理人员能够依据所负责的患者病情准确进行分级，并全面落实各项分级护理措施。护理部在循证的基础上制定院内专科疾病护理标准577项，院内专科护理操作标准216项，从制度层面确保分级标准的规范实施。

4. 加强培训，提高认识

为准确把握标准内涵，医院邀请国家护理专业标准委员会委员、复旦大学附属中山医院徐筱萍主任对标准进行深入解读，医务部、护理部、临床科室主任、护士长以及选派的骨干人员参加了培训。通过学习，大家掌握了分级方法、分级依据、自理能力评估量表（BI指数）的评定细则等内容，为标准的实施奠定了基础。在此基础上，科主任、护士长负责组织各科室召开专题培训会，使全体医护人员掌握《护理分级标准》内容和实施流程，知晓医护人员共同确立护理级别的方法，保证同质化落实分级标准。为了提升护理质量，护理部将《护理分级标准》纳入了《山东省立医院护士分层级培养方案》，并定期开展"安全月""观察月""创新月"等以临床需求为导向的多样化护理培训，通过剖析护理不良事件、汇报典型病情观察与处置案例、分享护理创新成果等活动，全面提升护士核心能力。

5. 试点先行，持续改进

为确保稳步推进，医院首先从内、外、妇、儿、急诊等各护理系统遴选

8个病房进行试点。通过试点实施，在实践中发现问题，并进一步深刻领悟护理分级方法。护理质量与安全管理委员会梳理分级依据，依据病情等级和自理能力等级，制定护理分级对照表，对病情等级进行1~9级赋码，对照自理能力等级，使患者护理级别判定更加快速精准，为信息化管理奠定了基础（表1）。

表1 山东省立医院护理分级对照表

病情等级	编码	自理能力等级	护理级别
维持生命，实施抢救性治疗的重症监护患者	I		特级护理
病情危重，随时可能发生病情变化需要进行监护、抢救的患者	II		
各种复杂或大手术后、严重创伤或大面积烧伤的患者	III		
病情趋向稳定的重症患者	IV		一级护理
病情不稳定或随时可能发生变化的患者	V **或**	重度依赖	
手术后或治疗期间需要严格卧床的患者	VI		
病情趋于稳定或未明确诊断前仍需观察的患者	VII **且**	轻度依赖	二级护理
病情稳定仍需卧床的患者	VIII		
病情稳定或处于康复期的患者	IX **且**	中度依赖	
病情稳定或处于康复期的患者	IX **且**	轻度或无需依赖	三级护理

6. 全面实施阶段

患者入院后结合专科疾病特点对患者进行全面系统自理能力和病情评估，确定护理级别，落实各项分级护理措施并全面评价实施效果，住院期间根据患者病情等级和自理能力的变化，医护共同对护理级别进行动态调整。责任护士依据"护理级别"，为患者实施以风险警示、病情观察、生活照护、专科护理和健康教育为核心的"五位一体"的专业化优质护理。

（1）以保障安全为目标的风险警示：加强临床跌倒、压疮、非计划性拔管、深静脉血栓、误吸/窒息、泌尿系感染等风险评估，要求所有新入院患者入院2小时内完成评估记录、危重患者每日评估记录、病情变化时随时评估记录，将风险评估结果在患者床头和护士站进行警示，时刻提醒"医—护—患"三方提高关注、重点预防。

（2）以专业视角为基础的病情观察：培训以证据为基础的SBAR（situation background assessment recommendation，现状 背景 评估 建议）、以流程为导向的CICARE（connect introduce communicate ask respond exit，称呼 介绍 交流 询问 回答 离开）标准化沟通模式，在护理分级标准的基础上，制定《山东省立医院分级护理制度》《山东省立医院患者病情护理评估汇报制度》，修订疾病护理常规，保障不同护理分级患者护理措施的有效落实；每年开展"勤观善思，睿智护理"观察月活动，为危重患者、围手术/介入期患者及患者用药等关键环节筑起安全防护墙。

（3）以患者需求为导向的生活照护：根据患者自理能力评估结果，结合疾病特点，责任护士再进行专科护理评估，如吞咽功能评估、VTE和压疮风险等，按需为患者提供进食、移动、活动等方面部分或全部生活照护，鼓励患者发挥自我照护能力，早日回归社会。

（4）以解决问题为目的的专科护理：护理部组建了急危重症、静脉治疗、伤口造口、营养管理、疼痛护理、糖尿病护理、心理护理等十七个涵盖不同专业领域的学术组织，以学术组织为载体，充分发挥护理专科价值，开展全院专科护理前沿理念、理论、技术的培训与推广，推进营养风险筛查、血栓风险筛查、肺康复锻炼等护理工作的开展，以患者为中心，为患者提供"专业化+人性化"的护理服务。针对疑难问题，进行院内多学科护理会诊，助力急危重症患者快速康复，使不同病情等级、不同自理能力等级的患者接受到专业、专科、个体化的"专家型"护理服务，实现了对护理分级标准进一步的延伸和细化，提升了分级护理实施的品质。2014—2018年呼吸机相关肺炎发生率由12.66‰下降到6.06‰，尿管相关泌尿系感染率由1.28‰下降到0.81‰，中心静脉置管相关血流感染率由3.18‰下降到2.02‰。

（5）以患者康复为目的的健康教育：结合患者需求，利用健康教育手册、展板、影音资料，开展宣讲、示教等全程、多样化健康教育，鼓励患者与家属共同参与，注重患者自我护理能力的提升，促进患者早日康复、回归社会。

7. 护理分级标准实施案例分析

以心外科拟行择期搭桥手术患者为例阐述护理分级标准落实的过程。

患者，刘某，诊断为冠心病和不稳定性心绞痛，入院后首先通过医护合作，分别评估病情与自理能力，确定患者护理级别为二级，住院期间根据病情变化及自理能力动态调整护理级别。术前评估发现患者自理能力评估上下楼梯项目得分为0分，进行进一步专科和病情评估，给予术前集束化肺功能锻炼并进行预康复；行搭桥术后当日，患者病情危重，生命体征不稳定，转入ICU进行密切监护，定为特级护理；术后1日病情稳定，自理能力评估显示重度依赖，患者在进食、洗澡、修饰、移动、大小便等方面均存在不同程度的自理缺陷，确定为一级护理，借助Braden、Caprini等专科评估工具全面把握患者风险因素和专科问题。围绕患者长期吸烟史及肺弥散功能障碍的问题，呼吸治疗师指导患者进行集束化肺功能锻炼；康复治疗师为患者提供早期下床、心脏康复锻炼，加速患者康复；针对患者因卧床可能引发的VTE风险，由VTE专科小组会诊协助患者进行主动和被动的下肢锻炼。术后48小时患者自理能力评估为中度依赖，患者护理级别改为二级护理，逐渐进入康复阶段。住院期间护理级别动态变化，详见图4：

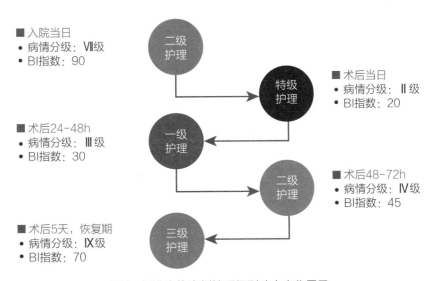

图4 标准实施案例护理级别动态变化展示

四、成效与持续改进

我院实施护理分级标准成效显著。医院2014—2018年院内非计划性拔管、院内压疮等不良事件发生率显著下降。患者平均住院日由2014年的9.13天缩短到2018年的7.88天。院内第三方护理满意度调查和社会第三方调查显示患者满意度逐年上升。

通过落实护理分级标准，护理团队内涵建设进一步提升，医院编发《患者管路安全管理手册》《临床营养护理手册》《VTE预防护理手册》《护理标准化沟通案例集锦手册》《个案观察典型案例集锦手册》《护理创新集锦手册》等标准化培训丛书7部，拍摄标准化示教视频36部；国际、国家、省级专科护士队伍不断壮大。护理质量改善项目连续4年荣获全国品管圈比赛一等奖。作为省级护理质量控制中心，我院充分发挥护理学科辐射作用，引领行业标准执行，在全省开展护理分级标准调研，并开展线上线下培训，覆盖全省17地市二级以上医院，研究结果已在核心期刊发表。

护理质量提升赢得了广泛的媒体赞誉和社会认可。我院2015—2016年连续两年荣获原国家卫生计生委"优质服务岗"；医院2015—2018年在进一步改善医疗服务行动计划中，先后荣获全国改善服务创新医院、优质服务示范医院、改善医疗服务十大亮点等荣誉14项。在护理分级标准试行和全面实施

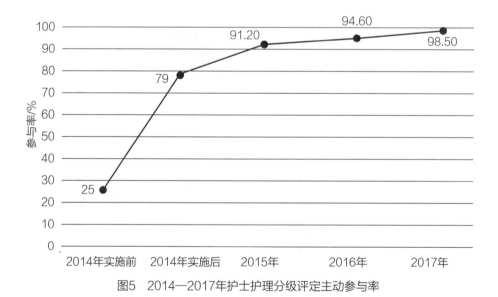

图5 2014—2017年护士护理分级评定主动参与率

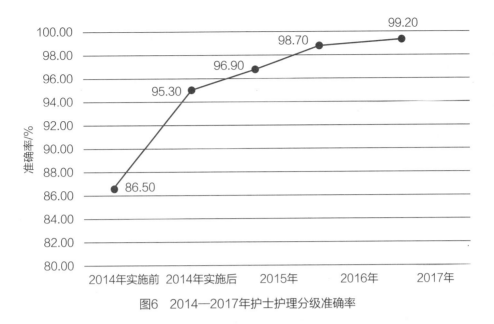

图6 2014—2017年护士护理分级准确率

过程中，护理部严抓三级质量管理，护理部—大科护士长—病区护士长分别定期开展专项质控，督导护理分级标准工作开展，排查专科护理安全隐患，以通用指标和专科指标为抓手，推动分级护理质量持续改进。执行标准后护士护理分级评定主动参与率、分级准确率逐步提高（图5、图6）。

五、执行标准的总结

在标准执行过程中，医院也遇到了护士人力配置相对不足、人力成本投入与效益产出不平衡等困难。我们依托现有资源积极寻求对策，探索护士多岗执业机制、加强机动护士库建设，逐步完善人力、财政、信息技术等方面的配备和支持，确保了标准的顺利实施。

四年来，我们在护理分级标准实践中不断总结，持续提升。"全程医护一体化"的合作模式、基础评估与专科评估的有效结合、多元化的护士培训及科学的指标管理是我们确保标准顺利实施的宝贵经验。

（杨丽娟 魏民）

12 践行静脉治疗标准，保障病人治疗安全

——《静脉治疗护理技术操作规范（WS/T 433—2013）》
（大连医科大学附属第一医院）

一、执行标准的背景

大连医科大学附属第一医院始建于1930年，经过90年的砥砺发展，现已跻身中国医院竞争力顶级医院百强，是全国百姓放心百佳示范医院。

2013年11月，"原国家卫生计生委"发布了《静脉治疗护理技术操作规范》（以下简称《静脉治疗规范》）护理行业标准，并于2014年5月1日在全国推广实施，使我国静脉治疗护理技术的规范化管理有了支持和保障。为推动医疗相关标准贯彻落实，促进医疗卫生服务规范化发展，提升医疗卫生服务水平，在医院领导的支持下，由护理部牵头，制定了标准执行的目标策略，组织专家对标准进行全面解读，拟定详细计划，结合循证实践和证据，建立多层次、多学科协作团队，开展系统培训，应用科学管理工具，不断完善和改进操作流程，以保证标准的执行和统一，进一步保障静脉治疗安全，提高静脉治疗实施效果和护理质量。

二、执行标准的计划

应用PDCA循环（plan-do-check-action，PDCA）、品管圈（quality control circle，QCC）、根本原因分析（root cause analysis，RCA）等多种质量管理工具推动标准执行，以时间为轴，制定执行静脉治疗标准阶段性计划，围

绕静脉治疗标准解读、静脉治疗小组重建、依据循证调研结果分析制定静脉治疗标准操作规范、静脉治疗专项培训、静脉治疗整体方案执行五个步骤完成执行国家标准的目标与策略，确保《静脉治疗规范》标准的落地实施。

1. 解读《静脉治疗规范》标准，明确现存问题

院内学习标准，外请专家解读及培训。

2. 重建静脉治疗小组

多学科团队合作，组织细化职责分工。

3. 制定静脉治疗标准操作程序（standard operation procedure，SOP）

对院内静脉治疗现状进行调研，完善静脉治疗相关制度、规范及评分标准，制作标准操作视频。

4. 知识与管理能力培训

基于院内静脉治疗SOP及调研结果完善培训内容，创新培训方式，注重培训考核。

5. 质量控制持续改进

实时监控核查，构建静脉治疗护理质量指标体系，集成静脉治疗并发症多学科协作管理，具体工作计划甘特图（图1）。

步骤		月份周次	2014年 第3季度	第4季度	2015年 第1季度	第2季度	第3季度	第4季度	2016年 第1季度	第2季度	第3季度	第4季度	2017年 第1季度	第2季度	第3季度	第4季度	负责人	地点
P		计划拟定	-----														**	护理部
D	解读标准	院内解读		-----													**	国际会议厅
		外请专家	-----														**	国际会议厅
	重组静疗专科小组	多学科团队合作			-----												**	临床科室
		组织细化职责			-----												**	临床科室
	制定静疗SOP	完善制度				-----											**	会议室
		制定规范及标准					-----										**	会议室
		建立标准化操作流程					-----										**	临床科室
		拍摄操作视频					-----										**	临床科室
		基线调研				-----											**	临床科室
		完善静疗SOP						-----									**	会议室
		知识与管理能力培训						-----									**	国际会议厅
		持续质量改进						-----									**	临床科室
C		现状调研						-----									**	临床科室
A		检讨与改进									-----------						**	国际会议厅

图1　执行标准计划甘特图

三、执行标准的过程

在实施过程中应用多种质量管理工具，依据甘特图，严格遵照执行。

1.《静脉治疗规范》解读

组织院内静脉治疗小组成员对《静脉治疗规范》进行学习、解读，邀请国内知名专家对《静脉治疗规范》进行深入解读并进行质量管理工具的应用培训。

2. 静脉治疗小组重建，完善静脉治疗组织管理体系

（1）重建静脉治疗小组：对原有静脉治疗小组进行细化，重新构建静脉

治疗团队（intravenous therapy team，IVT）的组织框架，成立涵盖护理部、超声科、肿瘤科、介入科、血管外科、药剂科、伤口门诊及静脉导管门诊8个部门和科室的外周静脉、经外周置入中心静脉导管（peripherally inserted central catheter，PICC）、中心静脉/输液港三个亚专科治疗小组，各小组内分别建立操作培训组、导管维护组和并发症控制组，形成多学科协作模式。

（2）完善静脉治疗组织管理体系：3个亚专科小组各设组长、副组长，组长负责本专业领域新技术、新方法的及时更新，组员的专业知识学习和强化，统一协调安排跨大科室层面的会诊（如导管置入、相关并发症管理、疑难会诊等）；组员作为各大科系内主要负责人，协助本科系科护士长做好大科内静脉治疗培训、导管置入/维护、并发症管理等工作，充分体现多学科的团队合作，提供覆盖全院的技术指导。

（3）实现闭环式管理：3个亚专科小组与质量控制组、科研小组共同组成静脉输液治疗专业委员会，明确质量管理职责，质量控制组负责全院静脉治疗质量督导，科研小组负责各项调研和分析反馈，实现持续质量改进的闭环式管理。

3. 制定静脉输液治疗SOP

（1）临床基线调研：在完成《静脉治疗规范》解读和静脉治疗小组重建后，进行我院静脉治疗现状调查，于2015年3月选取3个院区的重症监护室、胃肠外科、肛肠外科、乳腺外科、血液科、急诊室、输液室、儿科等具有代表性的28个科室共469个病例，采用自行设计的包括穿刺工具、穿刺部位、药物种类、输液时间、输液附加装置、导管维护、导管固定、输液并发症等15个条目的静脉输液调研工具，选取除当日入院/出院及门急诊输液之外的所有在院输液病人，于科室集中输液时间（8：30—10：30）进行横断面调研。

基线调研结果分析如下：①输液工具选择：临床静脉输液工具以头皮钢针、静脉留置针、PICC、中心静脉导管（central venous catheter，CVC）、静脉输液港等多种形式并存，其中以钢针（48.33%）和留置针（45.36%）为主；②钢针使用情况：226例钢针使用中，用于化疗及手术治疗的钢针例数合计占11%；输液≥4h的例数占29%；住院天数>7d的例数占25%；输液量>1 000ml的例数占8%；③穿刺部位的选择：不同部位的选择率由高到低依次为手背（62.84%）、前臂（20.54%）、上臂（5.87%）、关节部位（5.87%）、下肢（2.69%）和肘窝（2.2%）；④附加装置的使用：透明正压接头使用率为35.39%，肝素帽使用率为10.03%；⑤导管维护问题：接头有血残留、三通中存在血液和导管中存在血液的总发生率高达6%；⑥并发症发生率：静脉炎、导管堵塞、药物外渗、皮下淤血总发生率为15.55%。

（2）制定标准操作视频：基于调研结果，结合《静脉治疗规范》和现存问题，修改完善静脉输液治疗相关制度、操作规范、评分标准，建立与国家静脉治疗操作规范接轨的我院标准化操作流程（SOP），并拍摄外周静脉留置针输液、外周静脉导管（peripheral venous catheter，PVC）维护、冲管及封管、外周静脉血液标本采集等标准操作视频。

4. 知识与管理能力培训

以静脉治疗标准为主题开展院内同质化培训，构建以岗位胜任力为导向的多模式规范化培训机制，强化安全输液理念，加强静脉治疗专科护士后备人才库建设，提升静脉治疗护理质量。

（1）完善培训内容

1）理论培训：针对静脉治疗的发展、血管结构特点、输液工具的选择、并发症的预防及处理、职业防护知识、《静脉治疗规范》相关制度、评分标准等方面进行专业知识培训。

2）技能培训：依据院内静脉治疗SOP对相关操作流程及操作要点进行重点指导和演练，以提升护士静脉治疗沟通和宣教能力。

3）用药培训：联合药剂科选拔科室用药督导护士，细化其职责及工作流程；针对静脉治疗药物相关药理知识、特殊药物合理使用及用药指导、药品不良反应上报流程及处理方法等方面进行专项培训。

（2）创新培训模式

1）内部挖潜：①院内同质化培训：先由护理部培训和考核静脉治疗小组核心成员；再以集中培训的形式培训科室护士长和静脉治疗骨干护士，由培训老师现场讲解→现场演示→分组实操（已接收培训的静脉治疗小组核心成员现场指导）→答疑→考核，确保每项SOP的临床实际实施；②每月上传一项静脉治疗标准操作视频至掌上平台供全院护士学习，并由各科室静脉治疗骨干对科室人员进行培训，并督促科室人员学习，确保SOP下发和视频上传后组织学习的效果；③积极开展继续教育与新技术。

2）外部借力：聘请国内外知名专家为客座教授，进行专题讲座，为医院静脉输液治疗规范化培训和落实提供指导；护理部搭建学习交流平台，外派静脉治疗小组骨干参加中华护理学会、辽宁省护理学会举办的相关会议/培训，仅2017年一年就有18次共计111人次参与。

3）以赛促建开展优质静脉治疗项目竞赛，掀起全院学习规范化静脉输液治疗的热潮。启动"领航—优质静疗项目"，每个竞赛项目均含选手操作比赛和指导教师比赛两部分：①第一阶段，进行选手技能操作相关理论和操作考核；②第二阶段，进行指导教师项目培训报告演说，主要从管理层面对操作执行方案、执行过程及执行效果等方面就如何落实科室和选手对标准的掌握和运用进行汇报；初步达到以赛促学、以赛促练、以赛促改的目标；③第三阶段，将筛选出的优秀选手作为临床的静脉治疗质控员，配合静脉治疗小组承担各自大科内的静脉输液治疗的质量控制工作。在由中华护理杂志社举办的"领航优质静疗项目"比赛中，荣获"青年静疗领航者"称号，进一步促进了培训工作的顺利开展。

（3）注重培训考核

1）线上考核：采用掌上平台进行规范化培训考核，通过系统对学习、考核结果进行分析，及时获得培训效果的反馈。

2）线下考核：基于护士线上对各项静脉输液治疗相关操作的自主学习，定期对其进行每月既定项目的线下考核与评估，并针对存在的问题改进考核方式（图2）。

5. 持续质量改进

（1）实时监控：以医院现有信息系统（hospital information system，HIS）为基础，利用其获取病人基本信息及静脉输液治疗相关数据，以个人数字助理（personal digital assistant，PDA）为硬件，配合无线局域网进行现场数据采集、记录、处理和上传，通过计算机终端进行数据存储、分析，监测标准执行过程中的护理敏感质量指标。

（2）定期检查：质量控制组成员定期通过电子记录单精确监测每天静脉治疗的相关内容及并发症发生率等；由静脉治疗小组中各亚专科组长带领各大科室静脉治疗质控员对各自大科内的静脉输液质量进行质控。

（3）不定期抽查：由病房护士长做好科室内部的监管，不定期抽查静脉

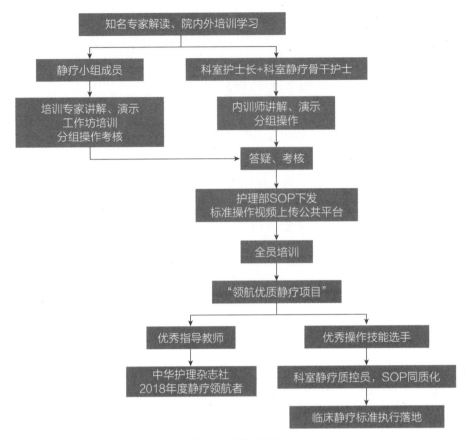

图2　培训流程图

输液治疗质量。

对不同方式的监查结果进行汇总反馈，分析原因，遵循持续改进原则，制定整改措施，实现持续质量改进的闭环式管理（图3）。

（4）循证实践：专项培训结束后，展开全院静脉治疗情况二次调研，共调查了28个科室588个病例，以了解SOP落实情况，分析执行效果，进一步探讨我院静脉治疗SOP改进方案，不断完善静脉治疗标准。同时，基于循证构建静脉治疗护理质量指标体系，提高静脉治疗质量管理效率和效益。

（5）静脉治疗并发症多学科协作管理：发生静脉治疗并发症或遇到疑难病例时，立即启动多学科管理模式（图4），邀请静脉治疗小组专科护士及相关专科会诊，谨慎决策处理方案，在遵循静脉治疗标准的基础上合作解决问题，减轻病人痛苦。

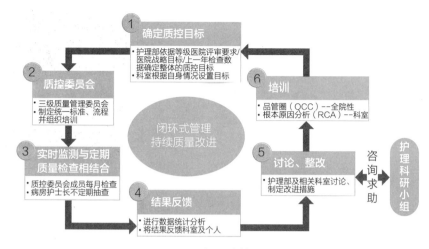

图3　闭环式管理

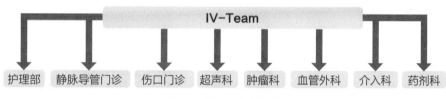

图4　多学科协作模式

四、执行标准的成效

1. 重建了静脉治疗小组，健全了专业静脉治疗组织体系

在多学科团队合作的基础上，重组和细化原有静脉治疗小组，成立了外周静脉、PICC、中心静脉/输液港三个亚专科治疗小组，承担了我院静脉治疗相关知识技能的培训及考核、标准的落实及督导、质量监控及持续改进等工作。

2. 制定静脉输液治疗SOP，建立院内标准化的操作程序

修改完善静脉治疗相关制度18项，新增6项；修改完善操作规范13项，新增2项；修改完善评分标准13项，新增2项；制定了院内静脉治疗护理技术

标准操作程序（图5），并拍摄录制外周静脉留置针输液、外周静脉导管维护、冲管及封管、外周静脉血液采集等操作视频15项。

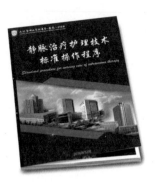

图5　院内静脉治疗护理技术标准操作程序

3. 提高了静脉输液治疗的规范性，降低了静脉治疗相关并发症的发生率

（1）输液工具使用更加规范：标准执行后，钢针的使用率由2015年3月的48.33%降至2016年9月的22.97%，留置针的使用率由2015年3月的45.36%提高至2016年9月的63.39%（图6）。

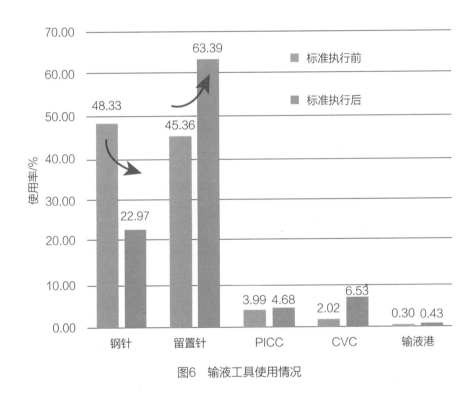

图6　输液工具使用情况

（2）穿刺部位选择更加合理：标准执行后，选择肘窝、关节部位及下肢的比例下降，选择在前臂进行穿刺的比例上升（图7）。

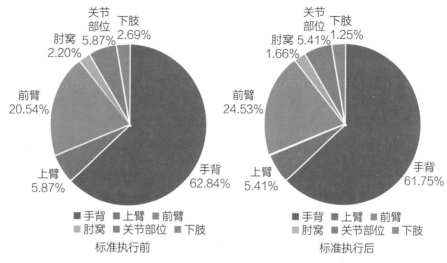

图7　穿刺部位选择情况

（3）附加装置的使用更加合理：标准执行后，透明正压接头使用率由2015年3月的35.39%提高到2016年9月的49.43%，肝素帽使用率由2015年3月的10.03%降低到2016年9月的6.09%（图8）。

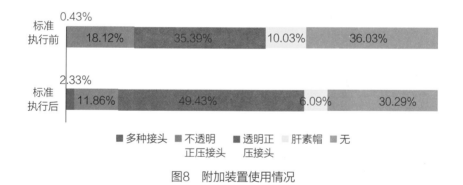

图8　附加装置使用情况

（4）导管维护更加规范：标准执行后，在敷料选择、固定方式、冲管及封管情况等都更符合标准的要求（图9～图11）。

（5）并发症发生率降低：标准执行后，并发症发生率总体呈下降趋势，其中静脉炎的发生率下降最为明显（图12）。此外，病人的满意度由2015年3月的90.50%提升至2016年9月的98.30%。

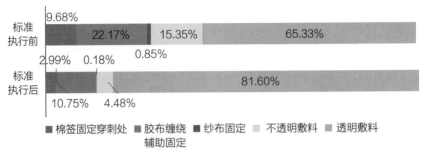

图9 敷料选择情况

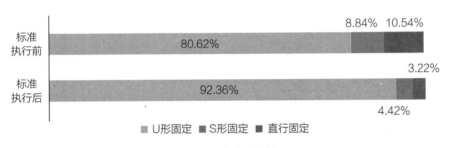

图10 固定方式比较

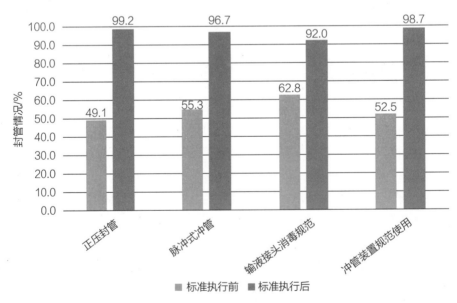

图11 冲管及封管情况比较

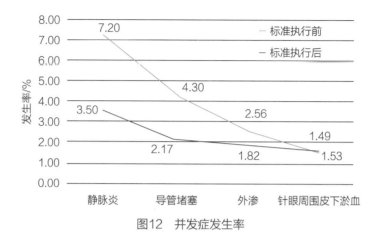

图12 并发症发生率

4. 提高了质量管理水平，实现静脉治疗质量持续改进

科室运用质量管理工具——根本原因分析法，全院推行品管圈，完成了与静脉治疗相关的主题改善，降低了中央导管相关血流感染发生率，提高了静脉治疗安全性，在全国和省内品质管理大赛中多次获奖。

5. 护士科研能力提高，取得了丰富的科研成果

护士护理科研意识及科研能力不断提高，成功申请"深静脉穿刺管固定敷贴""医用配药安瓿承载器""配药安瓿一体柜车"等实用新型专利5项；申请"超声引导下大隐静脉PICC穿刺置管技术""超声引导下经外周静脉置入中心静脉导管""经颈外静脉PICC穿刺置管技术""上臂型输液港植入技术"等临床新技术5项；发表论文12篇，获批省自然课题等立项3项；完成省自然基金"静脉治疗质量敏感性指标的构建与实证研究"等工作。

6. 发挥了辐射带动作用，社会和经济效益显著

（1）医院护理部联合市内四家三甲医院发起了多中心静脉治疗现状调查，开启了以循证为依据，结合临床实践和病人意愿，探讨外周静脉短导管最佳留置时间和相关影响因素的临床研究，体现了医院护理团队在循证护理

及证据应用、临床研究与实践结合、推动护理专科发展等方面的卓越表现和对病人安全不懈的追求。

（2）通过紧密型医联体、专科联盟等合作方式，打造医疗信息共享展示平台，仅2017年，在以"静脉治疗安全"为主题的培训班中，有来自19家技术协作医院近800人受益；在以"静脉治疗管理全国研讨会暨360°安全输液全国研讨会"中，有来自全国60余家医院的护理专家来院进行参会学习、交流和科室参访活动，扩大了团队的学术影响力。

（3）标准执行落实后，共节省护理人力成本费用50余万元，节省护理材料成本费用达405万元。

 五、执行标准的总结

医疗标准的颁布实施，作为临床工作实践中的导航，为医疗护理工作的科学化、规范化开展奠定了基础，是保障医疗工作安全不可缺少的技术指南。为全面执行我国首个与静脉治疗相关的行业标准《静脉治疗护理技术操作规范》，大连医科大学附属第一医院护理部致力于建立并完善静脉治疗标准化操作流程，与国家规范接轨，推行静脉治疗整体方案，实现不断优化提升静脉治疗效果，保障病人安全的目标。

1. 建设静脉治疗专业化队伍

严格执行标准，实现为病人提供安全、高质量静脉治疗服务的关键是打造一支专业的静脉治疗队伍。护理部原有的静脉治疗小组人员单薄、专业范围局限，在护理部领导下，经过全院讨论和学习，通过自主申报、选拔和考核，最终确立了跨8大部门和科室的3个亚专科静脉治疗专科小组，明确职责分工，全面开展静脉治疗管理和标准实施工作，为标准的执行奠定了基础。

2. 建立多学科团队协作模式

静脉治疗不仅仅是一项单一的护理操作，而是涉及护理、临床医学、药学、感染、营养、生理等多个学科。静脉治疗作为包含多学科知识与技能的专业，已得到权威机构和其他学科的认可。如中心血管通路装置预防抗感染问题，需要相关专业医护团队成员合作来共同解决。因此，院内静脉治疗团队的组织架构包括护理部、静脉导管门诊、超声科、肿瘤科、血管外科、介入科、药剂科等各专业成员，实现多学科协作，将技术指导和质量监控覆盖全院，在控制静脉治疗并发症、降低中央导管相关血流感染的发生上发挥了至关重要的作用。

3. 完善操作规范，制定静脉治疗SOP

随着静脉治疗的快速发展和应用，不可避免地会出现静脉治疗相关操作不够规范、操作标准不够完善等问题。《静脉治疗护理技术操作规范》的发布实施正是为了统一和规范静脉治疗行为，保证静脉治疗效果。因此，在深入解读《静脉治疗规范》后，结合医院静脉治疗现存问题和循证实践，不断完善静脉治疗相关制度、规范及评分标准，制定了大连医科大学附属第一医院静脉治疗SOP，指导全院静脉治疗标准的实施，切实有效地提高了静脉治疗的规范性。

4. 开展多元同质化培训

静脉治疗培训资源不足、缺乏连续性是贯彻行业标准过程中仍然存在的问题。护理部积极采取多元化培训方式，以静脉治疗标准为主题，从理论、技能、用药三方面进行系统培训，从静脉治疗小组核心成员到科室护士长再到科室静脉治疗骨干及科室人员，均接受同质化培训并考核；通过每月上传至掌上平台的标准操作视频学习和督查、外请专家指导、外派学习、继续教育、以赛促建等内容和形式不断提升培训质量，保证培训的连续性。培训所产出的静脉治疗专业人才及优秀教师均成为进一步推动静脉治疗标准实施和完善的有力推手。

5. 结合循证实践，持续质量改进

在执行标准过程中，护理部以循证实践为依据，以病人安全为目标，联合市内其他医院开展多中心静脉输液治疗现状调研。临床护理人员参与其中并取得了丰硕的研究成果，提高了科研积极性；同时，通过对调研结果的分析，不断完善与规范操作标准，利用信息化管理平台监测护理质量敏感指标，实现了质量持续改进闭环式管理。通过科学地应用证据于临床实践，建立有效的质量控制模式并进行持续的质量改进，依据循证护理实践不断促进静脉治疗的临床发展，使我院的静脉治疗管理正稳步的从经验管理向科学管理迈进。

标准执行是一个持续改进和完善的过程，今后我们还需要在建立多学科团队协作的专业静脉治疗团队基础上，进一步为专职专科护士提供发展平台，延伸护理服务体系；更加重视专项培训，满足不同层级护理人员的培训需求，推动制定静脉治疗专科护士的统一培训方案和院内的资格认证，保障专科队伍的科学稳步发展；积极运用科学管理手段，推进质量管理工具应用，持续监测培训管理质量；积极推动信息化建设，利用HIS系统、PDA及计算机终端进行数据存储、分析，实现动态监测，进一步开展高质量、多中心的实证研究，促进持续质量改进，促使我院静脉治疗得到更加科学、规范、专业化的发展。

（史铁英　孙莉）

13 种子的力量

——《医院感染管理专业人员培训指南（WS/T 525—2016）》

（中南大学湘雅医院）

一、执行标准的背景

中南大学湘雅医院成立于1906年，坐落于湘江之滨，是我国最早的西医院之一。历经百余年风雨沧桑，现已发展成为集医疗、教学、科研、保健、康复于一体，直属于国家卫生健康委的现代化大型综合医院。

湘雅医院对医院感染管理工作高度重视，1980年即开始烧伤病人铜绿假单胞菌及金黄色葡萄球菌医院感染研究，1985年成立了医院感染管理委员会，并在医务部门设立医院感染管理专职人员小组，开展医院感染监控及相关管理研究工作。1988年正式成立医院感染科并配备专门实验室，1989年被原卫生部指定为医院感染监控管理培训基地。1998年按原卫生部指示接手全国医院感染监控网工作，2002年更名为医院感染控制中心，并创办《中国感染控制杂志》。中心目前在岗人员22人，医、护、检比例适中，年龄结构合理，学术梯队形成。

医院拥有独立多媒体教室，能独立进行环境流行病学调查与科学研究的实验室，利于组织实践类的小规模培训班。医院曾多次受国家卫生主管部门指派参与国内医院感染暴发事件的调查，拥有医院感染暴发流行调查、扑疫的能力与经验。目前医院承担了大量院外疑难重症感染的会诊咨询工作，具有丰富的感染性疾病诊治经验与能力，且在医院感染信息化系统的开发领域也拥有丰富的经验。现有工作基础和成效为贯彻执行《医院感染管理专业人员培训指南（WS/T 525—2016）》提供了丰富经验和独特优势。

多年以来，医院感染管理部门的专职人员多为参加工作数年后，从临床、护理等岗位转岗而来；部分为医学院校毕业生直接分配至医疗机构从事医院感染管理工作。由于医院感染管理尚未成为独立学科，这些人员在学历教育中都未接受过医院感染防控相关知识与技能的系统教育，不了解医院感染的定义、发生发展特点、易感因素及预防控制措施等，不能满足岗位工作需求。加之职称晋升时同等条件下向临床人员倾斜政策等，导致医院感染管理方面从业人员流动性较大，新进人员较多。

二、执行标准的计划

2016年12月，原国家卫生计生委颁布了《医院感染管理专业人员培训指南（WS/T 525—2016）》（以下简称《培训指南》），医院根据指南要求对以往的培训流程、内容及形式进行了梳理与自查。

《培训指南》要求医院感染管理专职人员培训应根据学员基础呈阶段式展开，分为基础、提高、实践三个层次，回顾医院历年培训课程大纲，正是采用的分层分级段式培训，有主要讲授医院感染基本理论、基本知识、基本技能、相关法律法规的基础班；有重在临床重点部门和重点环节的医院感染防控的短期实习及进修班，也有介绍新理论、新技术，提升医院感染相关的科研工作能力及专项培训的各类提高班。各级培训班在招收学员时按学员工作时间进行划分，力求每一次的培训都能做到有的放矢，结合学员实际需求，发挥培训的最大效益。

医院授课主要包括集中讲授，观摩实况带教，网络培训及自学4种形式，以集中讲授为主，实践带教为辅。培训内容除了涵盖《培训指南》要求的医院感染管理相关法律法规，医院感染管理相关标准规范，及医院感染管理专业理论、知识与技能外，还进行了相应延展，增加了相应交叉学科及综合能力提升的课程。

通过自我审查，现行的医院培训模式基本符合《培训指南》要求，但尚有改进空间，为了进一步落实《培训指南》的应用，医院感染控制中心成员充分进行头脑风暴，从指南中提炼出几项核心内容，从人员、环境、流程、方法等方面制定了五点改进目标，分别是关注临床，聚焦热点；着重提升学员的实际操作及科研等综合能力；通过多媒体等新科技手段，丰富培训方式；增加培训延展性；同时加强自身师资队伍的建设。根据"柯氏模型"对培训效果的定义，通过针对性改进措施的实施，希望培训能使学员在"反应""学习""行为"和"结果"四个层面得到提升，即对培训内容、培训讲师满意；对原理、技能等培训内容的理解并掌握；学员培训后在实际工作中行为有变化；并且取得一定的成果。

三、执行标准的过程

根据改进目标，医院首先制定了2017年课程大纲，一共有八大主题，八期培训班，其中六期为一周时间的短期培训，两期为3~6个月的进修培训。囊括了基础、提高、实践及各专题培训，在各期培训中根据不同的侧重制定了相应的改进措施，具体情况例举如下：

1. 聚焦热点

2016年12月，原国家卫生计生委颁布了有关医院感染管理的10项卫生行业标准，并要求从2017年6月1日开始执行。因此，贯彻落实新标准，成为各医疗机构2017年的重要任务。医院在2017年初课程设置时，特意在基础培训班中加入了新标准解读课程，邀请标准的主要起草人亲自授课，帮助医院感染管理专职人员正确学习与理解标准，从而认真执行标准，保障医疗质量和医疗安全。

除此之外，我们在培训中还加入了艰难梭菌感染的相关研究进展以及从重大医院感染事件看消毒隔离热点问题等相关内容，大大丰富了课程的时效性。

2. 关注临床

在以往的培训中我们发现，学员在实际工作中往往会遇到一些培训中不曾涉及的问题，培训对实际工作指导意义有限。为了解临床在实际感控工作中的细节与困惑，提高培训的效果，医院在短期培训中采用重点科室重点环节专场授课的形式，每一专场由三部分内容构成，分别是临床医疗或护理专家授课，医院感染管理专家授课，以及实地参观辅以临床专员讲解及学员提问讨论环节，使我们的学员从不同层面全面了解医院感染防控工作。

3. 重在实践

目前继续教育的培训模式以理论培训为主，我们期望在培训中能带给学员更多的实践内容及实际操作的机会。例如，在进修班中让进修学员深入临床，在指导老师指导下实际承担部分医院感染监测、督查、干预效果评价工作，参与科室交班会，进行医用防护服及隔离衣的穿脱的实践等，旨在加强学员的实际工作能力和清洁污染概念。

另外从往年的培训经验来看，检验操作带教困难较大，效果也难尽人意，为了提升培训效果，带教老师制作了大量的检验操作相关的短视频，课堂播放，同时将视频发送给学员，帮助学员掌握应用。

4. 提升综合能力

医院感染管理不是单一的消毒隔离，涉及面广，专职人员应具备业务和管理综合能力。以2017年医院感染管理进修班为例，授课内容除相关理论、知识与技能外，还涵括论文检索、论文写作与投稿、根因分析、PPT制作、培训技能提升等职业综合素质的能力提升课程。

此外，病例诊断是医院感染管理人员应掌握的首要内容，而往往又是最为薄弱和最难教学的环节，为加强进修学员的诊断能力，培训大纲对此做出了明确的要求，要求其在进修期间在老师的指导下，根据学员的专业不同，每周或每半月完成一次病例报告，相互提问，讨论交流，加强学员的感染诊断与病例判定的专业基础。

医院感染管理专职人员工作多、责任大、非常繁忙，没有时间进行前瞻性、目标性监测和相关的科学研究。在进修过程中要求进修学员完成一项科研课题的设计与模拟调查，激发学员科研热情，知悉科研基本流程，提升科研思维能力与实际操作能力。

5. 培训新手段

医院感染管理专职人员的继续教育是个持续的过程。外出学习机会往往无法充分满足培训需求，尤其是对基层医院来说。早在2009年我们就开展了网络视频直播的免费课程，使广大的专职人员能更便捷的在家中或工作岗位接收继续教育。随着智能移动设备的全面普及，2016年我们又通过手机APP建立了两个授课平台，面向全国免费授课，增加培训辐射面，降低培训成本，使更多的院感管理人员能从中受益。

6. 培训延展

传统的培训往往是集中式的，单向的，短期的。医院期望在培训结束后仍然能为学员提供传播知识的途径与解疑答惑的平台，针对每一期培训班及时建立了培训微信群，并由专人进行维护管理，定期发送前沿的学习资料并解答学员的疑惑，学员也可以在微信群提问讨论，探讨有关医院感染防控问题及落实有关措施，开展培训后服务，延展培训效果。

7. 培训师资

以中南大学湘雅医院的师资为基础，同时聘请国内（包括香港、台湾专家）业界权威授课，少量邀请外国专家授课。授课教师队伍的知识更新及对各种标准规范的解读是专业能力的表现，而表达授课能力是培训效果的重要条件，医院内部的授课人员除需定期接受专业知识的培训外，还需进行系统的授课能力的培训，每次培训前的新课都需进行内部试讲，并接受专业知识及授课能力两方面的点评，现场授课时互相听课，提出建议，严格把控授课的质量，以求为学员带来最好的授课效果。

四、执行标准的成效

1. 学员反应

根据2017年培训后的问卷调查结果来看学员对培训安排、培训内容、培训教师、培训教材、培训效果的满意度均在90%以上。从主观评价的结果来看，认为培训改变了工作思路和工作重点是主要收获的人数最多，可见，培训帮助医院感染管理人员重新定位了工作的重点，减少了人力的浪费，为学员回单位后落实感染控制工作及进一步深入推进奠定了基础。

2. 学习结果

根据2017年培训后考试的成绩及得分情况，所有学员均掌握了主要的培训内容，考试合格，95%的学员对培训内容的掌握度良好，分数达到90分以上。从侧面印证了培训的效果。

3. 行为改变

医院曾对进修培训结束5个月后的学员采用邮寄问卷的形式进行了调查，主要了解通过培训后，其医院的医院感染管理工作发生了哪些变化，包括新开展与改进了哪些工作，结果显示44所医院的学员学成返院后，共新开展33项工作，以新开展手术部位目标性监测的医院最多；其次是抗菌药物管理和多药耐药菌感染的监测；改进工作202项。通过基线调查了解到，环境卫生学的采样、监测和回顾性的病历调查占去了感染控制人员的大部分精力，而对于真正需要重视的医院感染高风险部门和主要部位的感染监测与控制工作却无暇顾及，工作重点的偏差造成了人力的浪费和工作效率低下，这样的问题在基层医院普遍存在。有20所，占45.5%的学员学成回院的医院已经转换了工作重点，20所医院停止了这些耗时但意义不大的工作，另外还有一些医院降低了这些调查的频率。说明，培训对学员的实际工作起到了一定的支撑作用，帮助学员将理论知识顺利地应用到实际工作中去。

4. 成果

从进修班看，培训大纲制定的各项课程执行情况基本都符合大纲最初的计划，例如，病例汇报，每月完成病例报告10余份，病例涉及内外妇儿等多个学科，包涵各感染部位的诊断疑难处，病例报告前后均有老师对其病例选择、描述与判断，ppt书写，及讲课情况进行点评与指导，帮助学员对诊断标准的理解与应用。

18名进修学员分两组，通过合作的形式，在老师的指导下完成了两份医院感染暴发演练报告及汇报，通过此项课程设计，加强了学员的团队协作意识，对医院感染暴发的处置流程及细节有了更进一步的了解，并在管理工具的应用、临床督查及沟通技巧上有了明显的进步。

近五年来，学员在进修培训期间完成并发表的论文共有10余篇，文章内容活泼，形式多样，包括对国外新标准指南的翻译稿，对某一项研究内容进展进行整理的综述，也有对进修期间实验性研究总结的实验论文。说明我们的进修培训对学员期刊论文的写作及总结能力提升有一定的促进作用。

总体来说初期制定的标准执行目标完成良好，达到了预期的效果。

 五、执行标准的总结

在多年的教学实践中我们也会遇到各种各样的难题，其中如何使学历教育与知识背景不同、来源医院经济卫生条件不同的学员获得他们所需的培训内容及效果，如何使基数巨大的基层感控学员得到应有的帮助，以及如何使我们的培训内容具有可操作性，最终落到实处，是我们一直以来努力的方向。

回顾三十年来培训的总体情况，内部师资的授课能力得到了极大提升，医院培训学员人数持续上升，口碑也在不断的提升。医院通过不断的自我审查及改进，日趋完善了院感管理专职人员培训体系，形成了独特的教学特色，即把握方向，定位准确；与时俱进，聚焦热点；因人而异，因材施教；紧贴临床，提高技能，这是我们最宝贵的无形成果。

（曾翠　吴安华）

追本溯源，护佑生命

——《医院消毒供应中心第1部分：管理规范（WS 310.1—2016）》

（郑州大学第一附属医院）

一、执行标准的背景

郑州大学第一附属医院为三级甲等综合性医院，编制床位8 475张，年门诊量600万余人次，年出院病人48万余人次，年手术台数28万余台。医院消毒供应中心总建筑面积约3 540平方米，科室工作区域包括去污区、检查包装及灭菌区和无菌物品存放区（图1），承担着医院手术部、临床科室等170余个部门所有可重复使用诊疗器械、器具和物品的集中管理及供应，供应的无菌物品种类多、数量大，传统操作的模式存在着准确性差、效率低下、浪费人力和时间的弊端，人工记录模式向信息化转变是医院现代化发展的必然趋势。

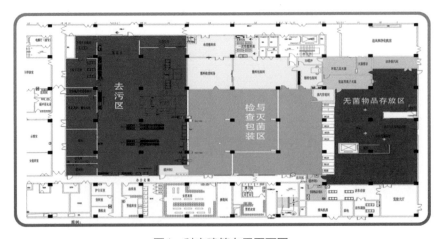

图1 科室建筑布局平面图

2016年12月，原国家卫生计生委发布了修订的三项医院消毒供应中心行业标准，其中《医院消毒供应中心第1部分：管理规范（WS 310.1—2016）》中提出"宜将CSSD纳入医院信息化建设规划，采用数字化信息系统对CSSD进行管理"的要求。为了最大化预防医院感染，保障医疗质量，我院遵循标准要求，为消毒供应中心配备了数字化信息系统，并遵照WS 310.1—2016附录A中对消毒供应中心信息系统的基本要求，对信息化系统的功能进行持续改进。

医院成立以院长、书记为主任的消毒供应管理委员会（图2），多部门协同保障，完善各部门职责，建立严格的管理体系（图3），为消毒供应中心的工作与建设提供必要保障。

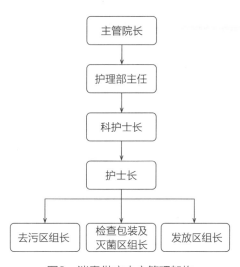

图2　消毒供应管理委员会　　　图3　消毒供应中心管理架构

二、执行标准的计划

根据行业标准对消毒供应中心信息系统基本功能的要求，结合实际工作需要分别对质量追溯功能和管理功能制定实施计划，目标明确，可操作性强。

1. 质量追溯功能

（1）对人员、设备、可复用无菌物品进行信息编码，将设备和信息系统对接，可记录可复用无菌物品各环节的关键参数，实现可追溯，做到人、机、物的全方位管理。

（2）对可复用手术器械设置唯一性编码，利于管理和追踪。

（3）建立可复用无菌物品监控网络，通过记录监测处理过程和结果，对每一环节进行判断，提示预警和干预后续相关处理流程。

2. 管理功能

（1）将外来医疗器械及植入物纳入信息化管理，建立外来医疗器械的专用管理模块。

（2）完善人员管理功能，设置人员权限，利用信息化完成培训与考核。

（3）完善分析统计与质量控制功能。

三、执行标准的过程

1. 信息系统质量追溯功能：

（1）依据规范要求采用数字化信息系统对CSSD进行管理。首先为各个工作岗位配备相应的配套设施（图4）。

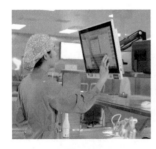 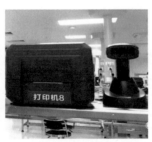 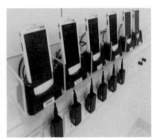

追溯电脑　　　　　　　　打印机及扫码枪　　　　　　　PDA

图4　为各个工作岗位配备相应的配套设施

（2）采用信息技术和条形码技术将工作人员、物品名称、使用设备等信息编码化（图5），将设备和信息系统对接，将工作流程以数字化的形式呈现，实现人、机、物的全方位信息化管理。

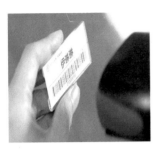
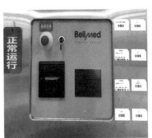
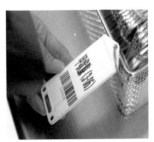

工作人员编码　　　　　　　　　设备编码　　　　　　　　　物品编码

图5　信息编码化

（3）依据行业标准要求对可复用器械设置唯一性编码，进行"身份证式"可溯源的严格管理，通过扫描器械条形码，操作界面即会出现对应的器械包、包内物品及检查要点（图6），方便了工作人员检查和物品的识别与确认，图文并茂，形象直观，一目了然。

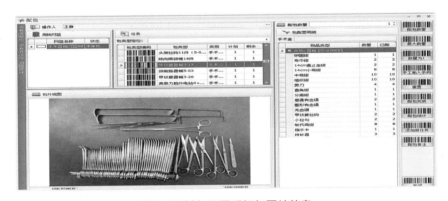

图6　器械包配置明细与图片信息

（4）消毒供应中心处理可复用无菌物品都要经过回收、清洗、消毒、灭菌、发放等十大流程，而行业标准要求对无菌物品实行"可追溯"，其实就是实时记录追踪物品处理各环节的参数，让无菌物品的流转步步留痕，有迹可循。现以手术器械为例，进行详细说明：

1）回收环节：回收使用后的手术器械应由双方工作人员共同对器械进行清点，使用PDA扫描双方工作人员姓名条码和器械的唯一性条形码（图7），即可实现信息录入，系统可自动记录回收人员、回收时间、回收器械名称计量等信息。

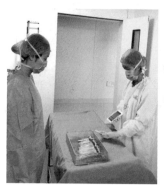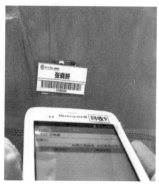

图7　采集器械唯一性编码和手术部人员信息进行回收

2）清洗消毒环节：去污区工作人员将回收后的物品摆放在清洗机物品架上，用PDA扫描器械包条形码以确认清洗消毒机的编号、批次，扫描完成后信息会自动记录在信息系统中（图8）。清洗消毒所使用清洗机的清洗程序和参数，也可在追溯系统中呈现，并自动保存记录。

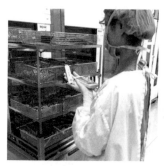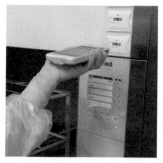

图8　采集器械及清洗消毒设备编码开始清洗消毒

3）包装环节：检查装配和复核人员分别扫描人员编码进入追溯系统，通过扫码枪或PDA扫描清洗消毒后的器械唯一性条码，强制双人审核器械清洗质量（图9），并完成包装，通过条码打印机生成包外的追溯条形码，粘

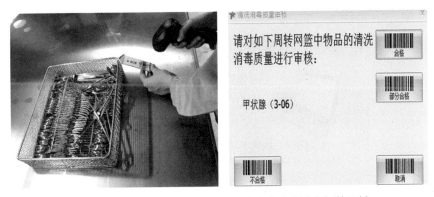

图9　采集器械与双人信息审核器械清洗质量检查包装器械

贴于对应的器械包外。

　　4）灭菌环节：使用PDA扫描待灭菌物品条形码和灭菌设备及相应灭菌程序条形码（图10），点击"灭菌"后灭菌程序将自动启动开始灭菌。信息系统自动监测并记录灭菌过程中的参数变化（图11），工作人员可在显示屏幕上实时观察运行曲线图，实现关键环节物理参数实时可视化。

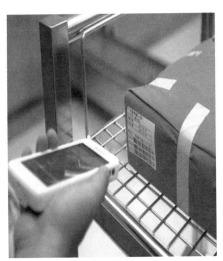

图10　扫描待灭菌物品包外追溯条码

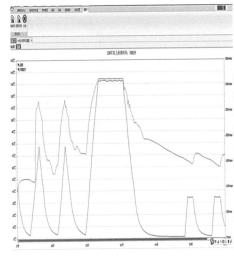

图11　实时记录监测设备运行参数

　　5）发放环节：灭菌过程结束后，由发放人员检查灭菌物品的物理、化学、生物监测合格后，进入追溯系统进行确认后方可与手术部护士交接（图12）。追溯系统将自动记录每个器械包发放到各部门的详细情况。

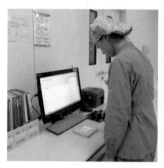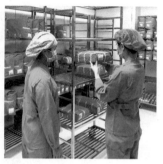

图12 审核灭菌质量合格后进行发放

6）使用环节：手术部护士在手术开始前扫描器械包外追溯条码，实现与患者信息的对接（图13）。

信息系统完成数据采集形成器械流转日志（见图14）详细记录了器械处理各环节关键信息，有效约束和监督各岗位人员的规范操作，准确追踪，为管理人员认定人员责任提供依据。确保在院内流通的每一把可复用器械的消毒灭菌过程都质量达标，有据可查。

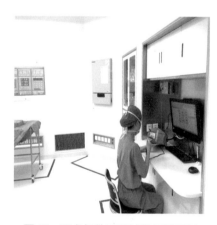

图13 手术部使用器械前扫描器械
编码与患者信息对接

图14 器械流转日志

2. 信息系统管理功能

（1）将外来医疗器械及植入物纳入信息化管理：外来医疗器械是由器械供应商租借给医院可重复使用，主要用于植入物相关手术的器械。随着医疗技术的快速发展，外来医疗器械的使用率逐日增多。这些手术器械大都多由器械厂商负责保管和维护转运，其价格昂贵，结构复杂，技术精密，存在单个器械由多种材质组成及超大超重的问题。且单套器械使用率低，存在种类不固定及组合经常更换的问题，消毒供应中心人员对器械难以熟练掌握其配置，为清点、清洗、灭菌处理带来难度，给消毒供应中心医院感染控制管理埋下严重隐患。

我院自行业标准颁布以来，便按照要求将外来医疗器械纳入信息系统管理，以2017年6月1日信息系统使用前后6个月的外来医疗器械使用管理情况为研究对象（表1），各项评价指标均具有统计学意义（表2）。

表1　实验组与对照组处理器械构成一览表

器械名称	实验组数量	对照组数量
脊柱内固定手术器械	939（48.3%）	823（45.3%）
髋关节手术器械	250（12.9%）	245（13.5%）
上肢手术器械	196（10.1%）	182（10.0%）
膝关节手术器械	317（16.3%）	305（16.8%）
下肢手术器械	241（12.4%）	262（14.4%）
合计	1 943	1 816

表2　两组外来医疗器械使用信息系统管理前后评价一览表

评价指标	实验组	对照组	X^2	P
信息保存完整率	99.9%	95.6%	81.43	<0.01
使用后返洗率	99.0%	85.3%	307.52	<0.01

医院在原有信息追溯系统的基础上建立外来医疗器械的专用管理模块，采集外来医疗器械信息，设定消毒供应中心及手术部人员权限。新流程包含手术部及消毒供应中心两部分，手术部有入库和使用两个环节；消毒供应中心有接收、清洗、包装、灭菌和发放等环节，并新增了使用后回收、返洗、厂家领取三个环节（图15），形成外来医疗器械专有的闭环管理。

表格内容：

时间	类型	操作人	内容
2018-10-10 15:24:35	外来包登记	徐＊＊	来自燕之地颈前路器械
2018-10-10 15:44:18	清洗消毒	徐＊＊	E#全自动清洗消毒器 第5批次 颈前路器械
2018-10-10 16:32:38	配包审核	徐＊＊	颈前路器械
2018-10-10 16:32:38	配包	郑＊＊	颈前路器械
2018-10-10 17:02:33	灭菌	贾＊＊	E#压力蒸汽灭菌器 第5批次 P7
2018-10-10 18:49:46	灭菌审核	赵＊＊	E#压力蒸汽灭菌器灭菌监测第5批次合格
2018-10-10 20:16:23	灭菌审核	王＊＊	E#压力蒸汽灭菌器生物监测第5批次合格
2018-10-11 07:51:06	发放	程＊＊	由程奕纳发放至手术室五楼4#5F(郑东病区)
2018-10-11 07:54:53	入库	秦＊＊	由杜梦实务接纳入库手术室五楼无菌库 手术室五楼无菌库01共31个包
2018-10-11 08:10:16	领取	秦＊＊	由秦国宾存放室接交至手术部(郑东院区)D36l共1个包
2018-10-11 16:16:29	存放	秦＊＊	由秦国宾存放室手术室五楼无菌库 手术室五楼无菌库01共1个包
2018-10-12 11:24:13	领取	秦＊＊	由秦国宾存放室接交至手术部(郑东院区)D36l共1个包
2018-10-12 12:31:54	使用	王＊	包:6042881810240012颈前路器械 病人：　　　　女
2018-10-12 16:20:55	回收	徐＊＊	由徐娟娟回收
2018-10-12 16:21:29	清洗消毒	徐＊＊	F#全自动清洗消毒器 第5批次 颈前路器械
2018-10-12 17:17:16	归还	郑＊＊	颈前路器械

图15　对外来医疗器械增加了返洗与归还环节的管理

我院采用专用管理模块以后，有效规避了纸质记录的缺点，改进了相应的工作流程，使得外来医疗器械的信息保存完整率、使用后返洗率明显提高，记录平均所占时长明显缩短，提高了工作质量及效率。该模块为患者及医院提供最完整的信息资料，随时可跟踪、查询，记录数据及时准确，客观真实，具有可追溯性，同时亦可作为必要时保护自身权益的法律依据，便于更有效地监管，保证下一个使用该器械的医院接收到的器械是清洁的，降低了医院感染风险的发生，对于推动外来医疗器械的管理工作走上规范化、程序化和科学化，有一定的意义。

（2）将外来医疗器械实行纸质与电子记录双备份：针对外来医疗器械纸质登记表在各区域间的传递问题，我院消毒供应中心利用院内网络传输工具"小信使"（图16），类似于我们常使用的微信等聊天软件，将电子版登记表由去污区发送至检查包装区，再由检查包装区工作人员接收并打印出纸质登记表（图17），符合洁污分开流程，减少医院感染隐患。

（3）人员管理方面：设置人员权限、进行节点干预。按照工作岗位的不同设置操作权限，如灭菌器只允许灭菌人员操作，其

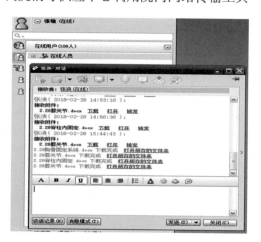

图16　院内网络传输工具

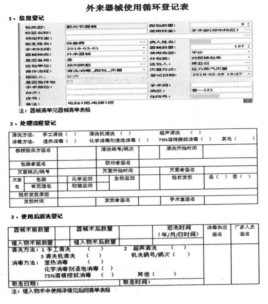

图17　外来医疗器械使用电子登记表

他没有设置灭菌权限的人员，如越权操作，系统会自动预警提示，并阻止该环节继续进行。护士长及区域组长作为管理员（图18），对各区域内工作人员的操作进行管理，发现错误操作及时更正。护士长对科室内各岗位工作人员的操作行为可进行实时监控，对违规操作及时制止并纠正。

（4）将科室的培训、考核与信息化相结合：利用手机APP学习软件上传

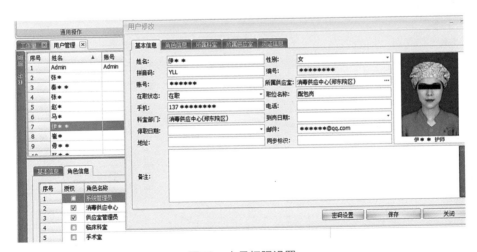

图18　人员权限设置

专科知识培训资料（图19），工作人员可随时随地在手机上登录学习并完成考核，促进了工作人员业务素质的提升。

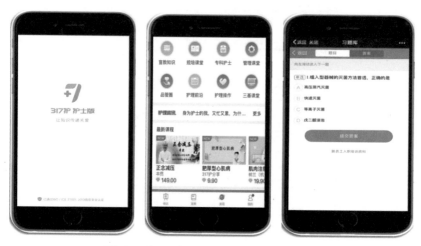

图19　利用手机学习软件完成培训与考核

（5）完善信息系统分析统计与质量控制功能：信息系统可每月自动进行工作量统计（图20）与成本核算，并以柱状图、饼状图（图21）等形式进行对比呈现，以便管理者进行数据分析，为绩效考核提供依据；同时也能及时发现工作中存在的问题，便于科学管理。

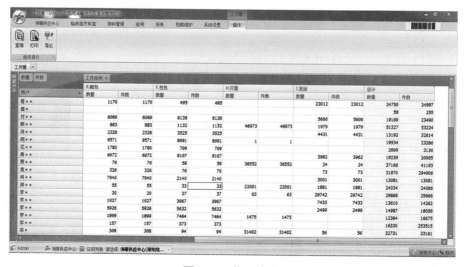

图20　工作量统计

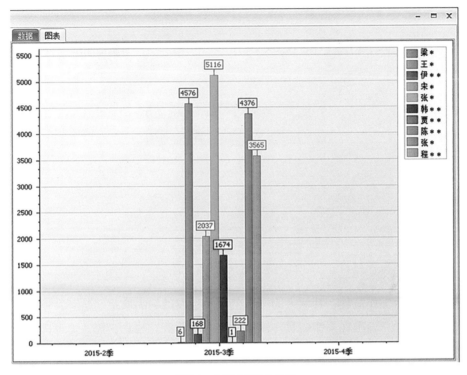

图21　工作量图表分析

（6）建立预警系统

1）进行流程控制，程序设定各环节不可跨越操作，错误操作有预警提示（图22、图23），如未灭菌的物品不能发放。

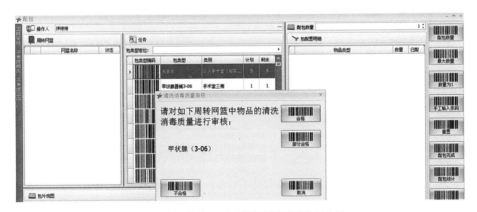

图22　包装前需对清洗消毒质量进行审核

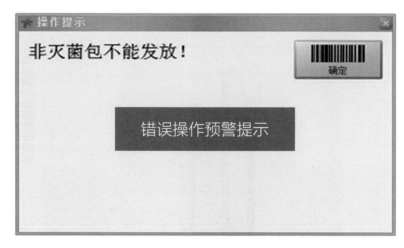

图23 错误操作预警提示

强制性工作流程，杜绝人为不规范操作引发的物品质量问题。督促工作人员规范操作，确保工作质量。回收、分类、清洗、检查、包装、灭菌、发放等各个环节紧紧相扣，每一个操作环节不可跳过，每个环节都有相应的人员进行操作，人员信息与物品信息进行关联，信息化追溯系统能有效约束和监督各岗位工作人员的规范操作，记录完整，准确追踪，为管理人员认定人员责任带来依据。明确的个人分工责任制也从客观上督导了工作人员提高业务水平，提高自身素质。

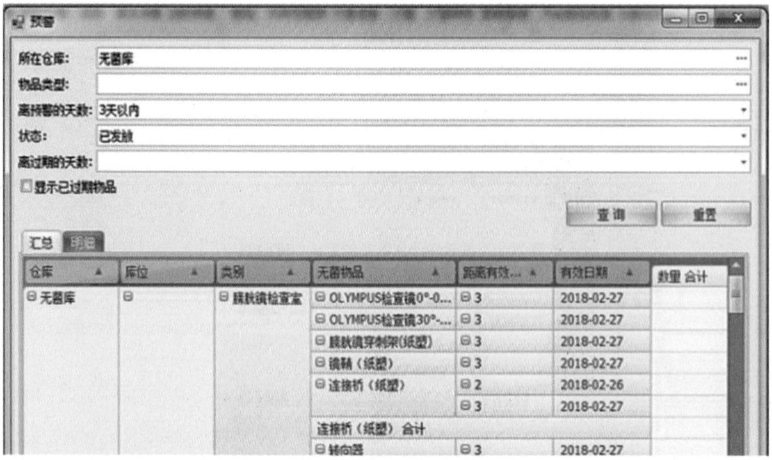

图24 无菌物品效期提示

2）对近效期的无菌物品自动提示预警（图24），降低了无菌物品过期率，保障了医疗安全。

四、执行标准的成效

1. 执行标准过程中的难点

（1）标准化的软件功能无法满足不断完善的专业需求。

（2）需与临床及手术科室配合完成工作，推动难度大。

（3）医院使用的可复用无菌物品数量大、品种多，结构复杂，进行数据维护与更新难度大。

（4）传统工作模式根深蒂固，工作人员学习接收需要时间。

2. 执行标准前后的变化

（1）工作时间大幅下降，管理效率大幅提升。标准执行前主要采用手工记录方式，耗时、烦琐，存档困难。信息系统采集信息量大，记录完整，准确追踪，手工记录时间明显缩短。追溯系统使用前，工作过程记录以及数据统计分析仅靠手工完成，数据登记、汇总、整理与统计分析占用大量的时间，且数据录入错误、漏录入，导致统计数据欠真实，质量分析偏差，无法达到准确、客观的效果，同时还存在存档困难的问题，给管理者工作带来困扰。使用信息系统后，各项数据能通过信息系统每月自动统计，耗时缩短（表3、图25），管理工作趋向信息化、标准化和规范化。

表3　以每月处理18 200包器械为例

评价指标	记录时间/h
手工记录信息	156.42
信息系统采集信息	8.65

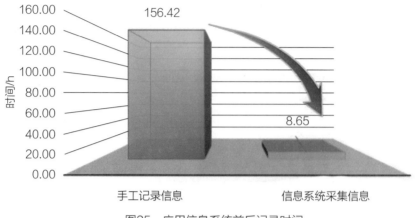

图25 应用信息系统前后记录时间

（2）重点环节受控制，人员行为受限制。工作人员执行各项操作前扫描带有个人信息的条形码，减少了手工登记核查的工作步骤，提高了工作效率。工作人员通过预警提示可判断扫描是否有误，利用图片、文字等说明引导正确识别、分类、清洗及包装等操作，各关键环节的预警，保证正确的清洗、包装及灭菌方式，不良事件发生率明显降低（图26）。

（3）信息系统的应用，使各项评价指标包括外来医疗器械返洗依从性、

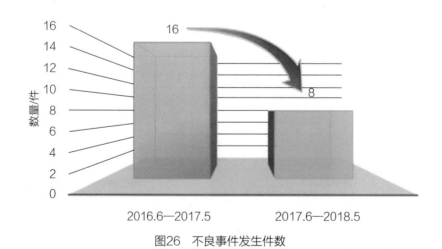

图26 不良事件发生件数

信息保存完整率、无菌物品过期率、标签错误率等均得到显著改善（图27）。

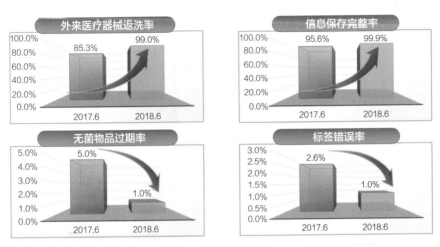

图27　各项评价指标前后对比

（4）利用信息系统进行满意度调查，手术及临床科室可在网络上填写满意度调查问卷（图28），系统每月进行统计分析，科室人员对问题及时改进反馈，手术及临床科室满意度明显提升（图29）。

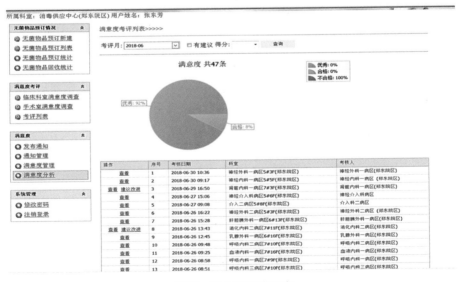

图28　网上满意度调查

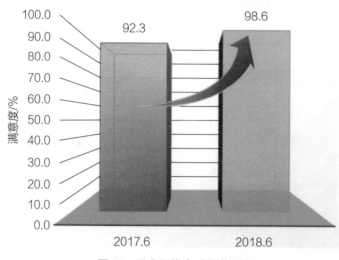

图29　手术及临床科室满意度

五、执行标准的总结

　　信息系统的应用，实现了无菌物品的质量追溯和信息化管理，使消毒供应所有的操作流程都按标准化进行，提高了消毒灭菌的专业水平，让管理更具先进性、科学性及实用性，为医院高质量服务提供了保障，不断推进医院的发展。

　　标准的生命力在于实施，我院严格贯彻落实国家卫生行业标准，依据《医院消毒供应中心 第1部分：管理规范（WS 310.1—2016）》要求，积极采用数字信息系统对消毒供应中心进行管理，并对信息化功能进行完善和改进，确保管理和质量追溯的基本功能，同时更新管理理念，建造一个更加精准、高效、实用的信息化消毒供应中心，适应医院现代化建设的快速发展。

　　信息化的不断完善，使科室的工作管理更趋向科学化、标准化和规范化。信息系统与工作流程的完美结合，实现了人、机、物全方位的闭环管理，无论从患者到器械、还是从器械到患者，均可正反向追本溯源，确保消毒供应中心的工作质量和效果，实现了无菌物品质量的可追溯性，保证了无菌物品供应链的质量。行业标准应时而出，为消毒供应工作指明方向；信息化建设助力发展，为消毒供应工作保驾护航。

（李福琴　栗英）

15 纠正不符，防范风险，融入规范

——《糖化血红蛋白检测（WS/T 461—2015）》
（山东大学第二医院）

一、执行标准的背景

　　糖化血红蛋白（HbA1c）是人体血液中葡萄糖与血红蛋白β链N末端缬氨酸残基以共价键结合的稳定的化合物，其含量主要取决于血糖浓度及血糖与血红蛋白的接触时间，可以反映测定前120d的平均血糖水平，糖化血红蛋白的个体内生物学变异小于2%，不受每天葡萄糖波动的影响，也不受运动或食物的影响。因此，HbA1c被用作糖尿病控制监测的"金标准"。为规范其定量检测和质量保证，国家卫生健康委员会临床检验标准专业委员会于2015年6月23日发布了《糖化血红蛋白检测（WS/T 461—2015）》卫生行业标准，并于2015年12月31日开始实施。

二、执行标准的计划

1. 夯实执行标准的基础

　　（1）人员：山东大学第二医院检验医学中心下设临床生化科、临床免疫科、临床分子生物学实验室、临床微生物科、血液与体液检验科、急诊检验科、南部院区检验科共七个专业科室，其中临床生化科现有工作人员10人。

　　（2）设施和环境：临床生化科面积400m²，空间充足，分区明确，流程合理；配备有冷链和温湿度自动监测系统，定时进行水质检测，保证试剂用水和仪器用水质量；实验室生物安全设施、用品完备，水、电、消防、通风、噪声、震动以及危险品管理等符合要求；实施6S管理，环境安全、洁净、有序。

（3）设备、试剂和校准品：实验室现有两台全自动糖化血红蛋白分析仪，均采用高压液相离子交换层析法测定HbA1c。实验室采用配套试剂和产品校准品，可量值溯源至IFCC参考方法。通常每年实施一次设备校准；按照试剂盒规定频次，以及试剂批号更换、检测系统重要维护维修、发生系统误差等情况时进行检测系统校准（定标）。

（4）性能验证和仪器比对：参照WS/T 461—2015糖化血红蛋白检测以及CNAS-CL38医学实验室质量和能力认可准则在临床化学检测领域的应用说明（新编号为CNAS-CL02-A003）附录A.4，对两套检测系统分别进行了性能验证，结果显示其精密度、正确度、线性范围等均能满足实验室要求。系统间比对：20个样品，浓度覆盖测量范围，包括医学决定水平，进行相关分析以及在医学决定水平下的系统误差（偏倚%），结果显示$r=0.995$、$b1=0.98$，$bias<1/2TEa$。

2. 执行标准的计划

按照先进行人员培训考核，能力评估（结合理论考核成绩和技能考核表现）通过后进行相应岗位授权，只有获得岗位授权人员才能独立操作；然后对照标准核查HbA1c检测全过程（包括检验前、检验中和检验后）可能存在的问题和风险，并针对性地制定纠正或预防措施；再通过阶段性的总结回顾执行标准的效果并持续改进的步骤执行标准。

三、执行标准的过程

1. 培训考核重授权

（1）组织全体人员认真学习WS/T 461—2015，结合HbA1c仪器、试剂、质控品和校准品说明书，重新修订HBA1c的项目、设备、岗位管理、性能验证以及质量控制的标准操作程序（standard operation procedure，SOP），将行标和说明书内容以及实验室的相关性能要求和工作体会充分融入到SOP文件中。实验室高度重视SOP文件的学习培训，在每年学习培训计划中均占有近1/3的比例，努力做到"该说的要说到，说到就要做到，做到要能看到，最终要有成效"。

（2）执行临床生化科"岗位分工、培训考核、能力评估和授权"标准操作程序。学习培训的方式包括自学、重点讲解和操作演示等。采用笔试和实际操作两种方式进行考核，其中笔试内容绝大多数来自SOP文件而不是空泛的理论，题型包括且不限于填空、判断对错、名词解释、问答等，重点关注关键的技术要素等必须熟知和掌握的内容，通过不断完善，建立每个岗位的书面考核题库，随机抽取考核；实操也是以SOP文件内容为基础，通过日常监督和人员比对来完成，包括：①直接观察常规工作过程和程序，包括所有适用的安全操作；②直接观察设备维护和功能检查；③监控检验结果的记录和报告过程；④核查质量控制记录；⑤检验特定样品，如先前已检验的样品、实验室间比对的物质或分割样品等。根据考核结果进行能力评估，争取做到全面、有针对性和可量化赋分，能力评估得分80分以上才有资格申请获得岗位授权，考核未通过者重复以上学习培训过程并再次考核，直到考核通过、能力评估合格并获得岗位授权为止；新进人员，包括轮转人员、进修人员、规培人员，以及因特殊情况离岗六个月以上人员每月考核一次，直到考核通过、能力评估合格且获得岗位授权。只有获得岗位授权的人员方可独立工作和值班（包括报告审核、签字），未获得岗位授权人员不能独立工作和值班。通过一定的奖惩制度鼓励员工争取尽早获得岗位授权。

2. 对照标准找不足

对照标准逐条检查，共发现3个不符合和一个潜在风险，分别在5.1、7.3、8.1条款，以及4.2、4.3干扰因素条款（表1）。

表1　对照标准条款自查的结果

标准条框		对照检查结果		
		符合	不符合	存在风险
……	……	…	…	…
4 干扰因素	4.2 非方法学特异的干扰因素			
	4.3 方法学特异的干扰因素			☆

续表

标准条框		对照检查结果		
		符合	不符合	存在风险
5 样品采集、处理和储存	5.1 样品采集		★	
	5.2 样品处理和储存	√		
6 分析系统	6.1 分析系统选择	√		
	6.2 分析系统性能指标	√		
	6.3 分析系统使用	√		
	6.4 校准物和质控物	√		
	6.5 适用于使用色谱柱的方法	√		
7 测定	7.1 安全措施	√		
	7.2 测定程序	√		
	7.3 室内质量控制		★	
	7.4 异常结果的处理	√		
8 结果报告	8.1 单位		★	
	8.2 参考区间	√		
9 测定质量的监测和保证	9.1 参加室间质量评价计划	√		
	9.2 PT/EQA样品应与临床样品同样对待	√		
	9.3 保证测定结果质量	√		

3. 有的放矢拟整改

针对对照检查过程中发现的3个不符合和1个潜在风险，分别制定了针对性的纠正措施和预防措施。

（1）山东大学第二医院检验医学中心制定的《标本采集手册》（SDEY-DCL-CJSC-2015，2/0版）中未对糖化血红蛋白标本采集时机进行规定，采血中心习惯性执行空腹状态下采血，与WS/T 461—2015：5.1 "检测样品不受饮食和采血时间的影响"不符。为此，修订《标本采集手册》，特别注明糖化血红蛋白（HbA1c）检测不受饮食和采血时间的影响，可随时采集血液标本，通知采血中心和临床护士站，并和护理部一起将该修订内容作为近期护理技能培训和考核的重点之一抓落实。

（2）室内质控是测定结果是否足够可靠、报告能否发出的重要依据。山东大学第二医院检验医学中心制定的《临床生化科室内质控标准操作程序》（SDEY-DCL-SOP-MY-CX-003）规定室内质控一般采取2水平质控品，每天检测一次的质控频次，与WS/T 461—2015：7.3.1"在每个测定日的开始和结束都应做质控物分析"不符。为此，首先根据公式σ=（TEa-|bias|）/CV%，计算量水平质控的西格玛值如下：

$$CTL1\ \sigma=（7\%-1.04\%）/1.03\%=5.79$$
$$CTL2\ \sigma=（7\%-1.04\%）/1.16\%=5.14$$

采用Westgard-西格玛质控规则（图1），评估基于当前检测系统性能的质控性能（σ>5），可以采用两水平质控、每天一个质控批次的质控策略，不必修订《临床生化科室内质控标准操作程序》（SDEY-DCL-SOP-MY-CX-003）。

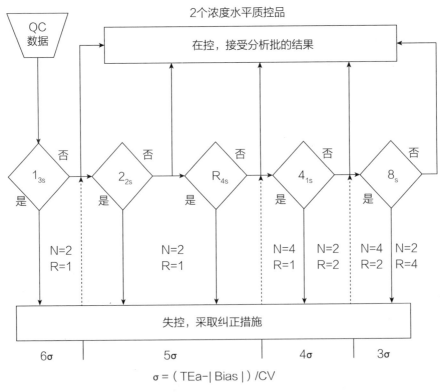

图1 2个浓度水平质控品的西格玛规则
（N代表每批质控测定结果个数，R代表批数）

提升质控理念，强调关键点比如测量条件发生改变时的质量控制，包括系统校准、按规定进行仪器特别保养、更换新的色谱柱、更换试剂批次、更换试剂容器如使用备用瓶等，均需重新测定质控物；确定HbA1c检测的质量控制指标和质量目标，便于识别可能存在的质量风险，努力实现糖化血红蛋白检测全过程的风险管理（参照CNAS-CL02：2012）。

（3）原糖化血红蛋白检测报告单中只有NGSP的传统单位%HbA1c的测定结果，没有同时报告IFCC的国际单位制单位（mmol/mol）结果，与WS/T 461-2015：8.1.1不符。为此，修订《糖化血红蛋白（HbA1c）检测标准操作程序》（DCL-SH-XM-107）中的检测结果报告方式，联系LIS工程师修改报告单模式，在院内OA平台公布修订内容。

（4）任何引起血红蛋白数量与质量变化的因素都会干扰HbA1c测定，干扰因素包括血红蛋白病、衍生血红蛋白、红细胞生存周期的异常及药物等。有些干扰因素及干扰程度取决于所采用的测定方法（方法学特异），而有些干扰无论采用何种方法都无法克服（非方法学特异）。实验室应知晓HbA1c测定存在的干扰因素，但少见此类记录，提示未予以足够重视，识别干扰的能力有待加强。为此，一方面通过自学、参加相关培训、邀请专家科内讲座等方式，提高识别干扰的能力，强化这方面的风险意识，并根据检验医学中心技术负责人的建议将其列入SOP文件和培训考核、能力评估内容；另一方面通过与临床专题座谈、发放宣传资料等形式，加强与临床沟通，共同防范干扰因素导致的误差及其对临床治疗行为和患者安全的影响。将以上修订内容和HbA1c的干扰因素作为年度服务协议评审和主动咨询的重点关注内容。

⊛ 四、执行标准的成效

1. 严格执行标准和操作规程，性能表现优异

两个水平质控的室内不精密度（CV%）分别是1.03%和1.16%，均明显低于行标推荐标准（以小于2%为宜）。2017年和2018年参加国家卫生健康委员会临床检验中心能力验证（PT）成绩均为100%，最大偏移为0.16%，均显著低于行标推荐标准（以控制在±0.3% HbA1c范围内为宜）。

2. 使用多种质量控制工具，提升了质量管理理念

质量控制（QC）是性价比最高的误差检出方法之一。在设计正确和恰当应用的前提下，QC是一个强大的工具，但若设计或应用不恰当，QC本身将成为问题。室内质控的设计需基于检测系统的性能和实验室的要求（一般以允许总误差TEa表示）进行个性化设计。利用Westgard-西格玛质控规则和功效函数图对目前的质控策略进行了质控性能评估，结果显示两个水平质控的西格玛值均>5【CTL1 σ=（7%-1.04%）/ 1.03% = 5.79，CTL2 σ=（7%-1.04%）/ 1.16% = 5.14】，显示当前HbA1c的室内质控策略能够满足要求。我们并没有盲目的将质控频次调整为每天两次，而是陆续将多种质量管理工具（如Westgard-σ规则、CLSI C24-A4：定量测量程序的统计质量控制原理和定义、ISO 15189：医学实验是质量和能力认可要求、CLSI EP23-A：基于风险管理的实验室质量控制等）应用到糖化血红蛋白检测的质量控制中，尤其关注关键点的质量控制，提高质量风险识别的能力，并将这一实践成果运用到了其他检测项目的质量管理中，制作了规范化、个性化的质控详表，随时查阅，时时提醒。

3. 结果报告单位新增mmol/mol

便于不同检测机构结果的比较，提高了检验结果的使用价值。

4. 熟悉各种非方法学和方法学特异干扰因素及其特征性表现

制作了简易异常色谱示意卡，方便对照检查，强化实验室识别这方面潜在风险的能力，在此基础上加强与临床的沟通，共同防范干扰因素导致的误差对临床诊疗行为和患者安全的影响。

5. 临床和患者满意度高

为了更好地监督工作，在年度临床和患者满意度调查中均针对性的增加了糖化血红蛋白检测的相关内容，统计结果显示，除"临床对HbA1c检测各种干扰因素和影响的了解"为91.6%以外，其他调查项目知晓率和满意度均在95%以上。

五、执行标准的总结

1. 道阻且长，行则将至

卫生行业标准的执行，对于检验人来说是一个学习、自查、提高的过程。在本次活动选题中，选择WS/T461—2015是基于其便于建立一套学习标准、执行标准的规范程序。按照"①学习、修订SOP文件（将标准融入日常操作规程），考核评估和岗位授权，提高每一位工作人员的业务能力；②对照检查，查找日常工作的不符合，制定针对性的纠正和预防措施并实施；③通过客观质量指标监测，评估检测过程可能存在的风险以及持续改进情况；④总结经验，全面推广"这一流程进行。万事开头难，通过本次活动，把这个头开好。

2. 星星之火，可以燎原

将本次活动创建的学习、执行行标的规范流程应用到其他标准的学习和执行中；将多种质量控制和质量管理工具在HbA1c检测应用所建立的个性化质量控制方案和关键点的质量控制方法，应用到其他定量检测项目中；将质量风险管理的理念应用到整个检验医学中心的日常工作中。还积极参与和主办全国和山东省检验医学年会、医学检验新技术高峰论坛、泉城论坛，介绍和推广执行标准的经验和体会，传递学习、执行卫生行业标准的理念。

3. 他山之石，可以攻玉

通过践行HbA1c检测标准，深刻认识到卫生行业标准的指导价值，将102项临床检验卫生行业标准（截至2018年12月）按照类型、专业领域组织系统学习，并将本次活动的形式在检验医学中心各专业领域推广，力争出成效，筑标杆，进而全面提高检验医学中心核心竞争力。

（毛海婷　公衍文）

16 医生主导，精准感控，培训先行

——《医院感染管理专业人员培训指南（WS/T 525—2016）》

（山东大学齐鲁医院）

 一、执行标准的背景

1. 开展"医生主导"感控培训的必要性

近些年来国内医院感染不良事件时有发生，患者的生命安全与身体健康受到损害的同时，给医院和社会也带来了巨大的负面影响。分析这些医院感染不良事件，不难发现导致其发生的共同原因就是医务人员没有按照标准、规范的要求去进行诊疗操作。"海因里希安全法则"中指出，每一件重大的事故背后很可能有29件轻度的事故，以及300件潜在的隐患，因此医务人员在日常工作中要严格按照标准去进行诊疗操作，及时发现并消除潜在隐患，只有这样才能避免不良事故的出现。

医院感染作为一种临床疾病，医生本应是其诊断、治疗、预防与控制的主体责任人。但我们通过调查发现，临床医生对感控相关标准的知晓度及落实情况并不理想，具体表现在对医院感染诊断标准掌握不清、医院感染病例不能明确诊断并及时上报、临床微生物标本采集运送不规范、无菌操作时未按相应要求严格执行、抗菌药物使用不合理、手卫生依从性差等方面。医生群体对感控工作的参与及重视程度远远不够，感控标准难以落地。

标准的生命在于执行，医院感染培训是贯彻落实标准的有效途径。鉴于此，我们以"医生主导、精准感控、培训先行"为指导理念，依据WS/T 525—2016《医院感染管理专业人员培训指南》和《医院感染管理办法》

开展系列感控培训活动，将抽象的感控标准变为具体可行的临床操作指南，指导临床医务人员的日常诊疗活动，迅速将临床一线转变为感控一线。

2. 开展"医生主导"感控培训的可行性

山东大学齐鲁医院成立于1890年，迄今已有129年历史，是一所历史悠久的百年名院。医院为国家卫生健康委委管医院，现有3个院区，开放床位4 800余张，临床医技科室68个，其中国家重点学科和临床重点专科建设项目学科18个。

医院高度重视医院感染管理工作，2012年将医院感染管理科升级为医院感染管理处。院感处下设两科两中心，分别为预防控制科、监测科，消毒供应中心以及鲁济供保中心。医院为院感处配备了结构均衡搭配合理的人员团队，并依照感控培训的基本需要配备相应设施设备，使得"医生主导"的感控培训具备可行性。

二、执行标准的计划

由院感处牵头组织，在医务处、护理部、药学部、检验科等多部门协作下，利用PDCA工具制定了医院感染管理的执行方案。经过问卷调查和科室走访，我们针对临床科室落实标准的薄弱环节，提出"创新、改变、提升"的培训理念，即将全面培训变为专题专场培训，将医院感染管理专职人员主讲变为临床医生主讲，力争将医生的培训参与度提升至50%以上（图1）。

经过多次开会讨论，最终我们确定了四大培训方略，分别是医院感染管理专职人员培训、全员培训、重点科室专项培训以及科室自我培训。通过对医院感染管理专职人员进行系统的医院感染理论、知识、技能和相关法律、法规、标准、规范等培训，使其具备医院感染预防与控制的专业知识，能够胜任医院感染管理工作，充分发挥医院感染专业技术人员在感控工作中的重要作用；通过全员培训，使全院医务人员了解、熟悉、掌握国家最新颁布的感控相关标准、规范，在全院范围内形成人人学习标准、人人执行标准的良好氛围。通过开展重点科室专项培训，实现对重点人群、重点部位、重点环

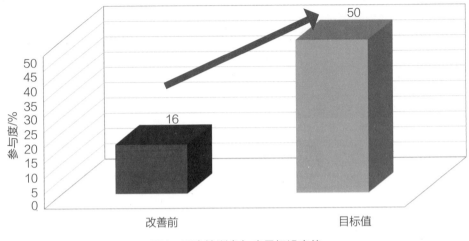

图1　医生培训参与度目标设定值

节的靶向精准感控，将这些极易发生医院感染的重点科室的院感发生率降至最低。通过科室自我培训，培养临床医务人员学习感控标准的主动性和积极性，将感控意识化为自觉的医疗实践（图2）。

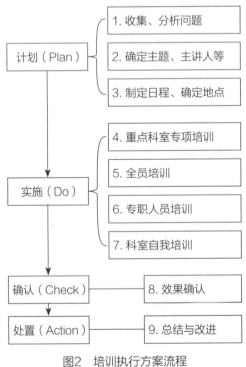

图2　培训执行方案流程

三、执行标准的过程

1. 医院感染管理专职人员培训

俗话说，打铁还需自身硬。医院感染管理专职人员积极参加各种院感专业培训，汲取医院感染新知识、新技术，加强自身管理水平，并积极开展医院感染相关科研工作。此外，针对我院院感管理队伍中年轻专职人员所占比例较高，缺乏医院感染管理的经验和专业技能的现状，我们以青年沙龙的形式开展了医院感染管理专职人员培训，青年医院感染管理专职人员结合自身的专业背景，从临床、护理、流行病、药学等角度对医院感染的各项新规范、新标准进行剖析解读，并由感控专家进行点评和答疑解惑（图3）。

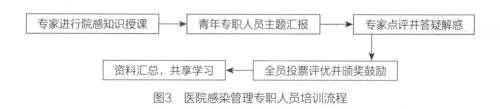

图3 医院感染管理专职人员培训流程

2. 专业专题全员培训

临床医务人员是感控标准的执行者，因此我们按照"谁执行，谁主讲"的原则，倡导以临床科主任作为主讲人，对临床医务人员进行全员培训。临床科主任结合自身专业特点，分享临床感控经验，吸引全院不同科室、不同专业的医务人员积极参加到培训中来，培训结束后进行考核，及时反馈云分享，巩固强化对重点知识的记忆（图4、表1）。

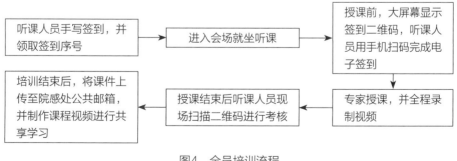

图4 全员培训流程

表1 全员培训日程

时间	培训内容	主讲人		职称
第一期 2017.7.6	微生物标本的规范采集和运送	孙恩华	检验科	副主任技师
	《重症监护病房医院感染预防与控制规范》解读	周 敏	ICU	主任护师
	院感监测软件使用培训	秦 雪	院感处	院感专职
第二期 2017.7.12	导尿管相关泌尿系感染的预防与控制	刘希高	泌尿外科	主治医师
	《经空气传播疾病医院感染预防与控制规范》解读	王书会	院感处	科 长
	血液透析患者院内感染防控措施	鲜万华	血液净化	副主任医师
第三期 2017.7.20	中心静脉插管血流感染预防与控制	陈晓梅	ICU	主任医师
	呼吸机相关肺炎预防与控制	陈晓梅	ICU	主任医师
	住院患者皮肤相关医院感染预防与控制	胡振生	烧伤外科	主任医师
第四期 2017.7.27	医院复审院感相关内容解读	韩 辉	院感处	处 长
	泌尿系感染性疾病诊断和治疗	郭 虎	泌尿外科	副主任医师
	肺部感染的诊断、预防与控制	李 玉	呼吸内科	主任医师
第五期 2017.8.10	由医院感染暴发事件引起的感控思考	韩 辉	院感处	处 长
	围手术期抗生素使用	郭 虎	泌尿外科	副主任医师
	消化内科疾病医院感染预防与控制	高艳景	消化内科	主任医师
第六期 2017.8.17	肿瘤患者医院感染预防与控制	程玉峰	放疗科	主任医师
	《医院医用织物洗涤消毒技术规范》解读	陈 浩	后勤保障处	副处长
	《病区医院感染管理规范》解读	吴晓燕	胸外科	副主任护师
第七期 2017.8.24	新生儿常见医院感染和暴发的预防与控制	李 文	NICU	主任医师
	抗生素的合理使用	李 玉	呼吸内科	主任医师
	多重耐药菌感染预防与控制	李 玉	呼吸内科	主任医师

续表

时间	培训内容	主讲人	职称
第八期 2017.8.31	儿童白血病的院感防控	孙念政　儿内五	主任医师
	医院病原菌分布及多重耐药菌分析	孙恩华　检验科	副主任技师
	《医疗机构环境表面清洁与管理规范》解读	王少燕　院感处	科　长
第九期 2017.9.6	医院感染现患率调查培训	陈　斌　院感处	院感专职
	肺癌的微创治疗及围手术期院感防控措施	岳韦名　胸外科	副主任医师
	食管癌微创治疗和围手术期院感防控措施	李　林　胸外科	副主任医师
	胸外科患者术后加速康复理念	李树海　胸外科	副主任医师
第十期 2017.9.14	标准预防及职业暴露	秦　雪　院感处	院感专职
	血液科侵袭性真菌感染的诊治	宋　强　血液科	主任医师
	麻醉操作过程中的医院感染预防与控制	齐　峰　麻醉科	主任医师
	介入操作过程的医院感染预防与控制	李彩霞　介入室	主任医师
第十一期 2017.9.21	PICC相关医院感染预防与控制	高　伟　PICC	副主任护师
	复用诊疗器械消毒供应管理	高海燕　CSSD	副主任护师
	《软式内镜清洗消毒规范》解读	张　敏　消化内镜	主管护师
第十二期 2017.10.12	中枢神经系统医院感染预防与控制措施	江玉泉　神经外科	主任医师
	中枢神经系统医院感染诊断标准	贾德泽　神经外科	副主任医师
	院内感染与纠纷案件的分析与防控	董来东　法规处	处　长
第十三期 2017.10.19	骨科住院患者院感相关危险因素分析	刘新宇　骨外科	主任医师
	手术部位感染诊断标准	刘新宇　骨外科	主任医师
	骨科手术后肺炎、泌尿系等非手术部位感染的防控措施	刘新宇　骨外科	主任医师
第十四期 2017.10.26	临床上能够减少抗感染药物的使用吗？	丁士芳　ICU	主任医师
	患者安全学科视域下的不良事件管理	曹英娟　护理部	副主任
	环境卫生学监测和临床相关消毒效果监测	侯　珺　院感处	院感专职

3. 重点科室专项培训

　　重点科室是医院感染高发地带，一旦出现问题，极易导致医院感染的暴发，对患者、医院乃至整个社会都将造成巨大的损害。加强重点科室管理，提高重点科室医护人员的感控意识和感控技能，能够大大降低医院感染发生率。重点科室的培训由院感处组织，各重点科室（如重症医学科、血液透析中心、消毒供应、新生儿、内镜室等）的科主任、护士长、监测医生、监测护士参照相关感控标准梳理本科室院感高危因素，针对高危因素进行分析讨论，提出切实可行的防控措施（表2）。

表2　重点科室专项培训时间及内容

时间	培训内容	主讲人		职称
2017.4.19 内镜室	《软式内镜清洗消毒技术新规范》	张　敏	内镜室	主管护师
	医院感染暴发事件的思考（内镜清洗相关）	韩　辉	院感处	处　长
2017.5.3 重症监护	关注国内暴发事件处理及如何重视院感管理	韩　辉	院感处	处　长
	落实重症监护病房感染预防与控制《2016版》落实病区医院感染管理规范《2016版》	周　敏	ICU	主任护师
	呼吸机相关肺炎预防与控制	李　远	ICU	主治医师
	导管相关血流感染预防与控制	张建宁	ICU	主治医师
	耐药菌监测与管理	杜滨锋	ICU	主治医师
2017.5.8 血液净化	切实做好血液透析室院感防控，保障医疗安全	田　军	血液净化	主任医师
	血液净化传染病分诊管理	鲜万华	血液净化	副主任医师
	标准预防在血液透析院感防控中的重要性	付　敬	血液净化	主管护师
	落实手卫生在血液透析操作环节的节点和重要性	徐晨艳	血液净化	主管护师

续表

时间	培训内容	主讲人	职称
2017.5.26 手术室	关注国内医院感染暴发事件及如何重视院感管理	韩　辉　院感处	处　长
	手术部位感染预防与控制	翟永华　手术室	副主任护师
	手术室职业暴露与防护	宋　琦　手术室	副主任护师
	净化手术室间管理	薄其玉　手术室	副主任护师
	手术室感染监测	颜　艳　手术室	主管护师
2017.10.25 NICU	医院感染暴发事件相关思考	韩　辉　院感处	处　长
	NICU医院感染综合管理	李　文　NICU	主任医师
	关注新生儿医院感染相关监测——疾病监测、目标性监测、耐药菌监测	周　冬　NICU	副主任医师
	NICU环境表面清洁与消毒	李兴霞　NICU	副主任护师
2017.11.6 CSSD	手术部位感染影响因素之器械清洗质量	韩　辉　院感处	处　长
	CSSD质量控制	高海燕　CSSD	副主任护师
	清洗效果监测—12项指标	娄　梅　CSSD	主管护师
	CSSD建筑布局	滕克芹　CSSD	主管护师
	化学消毒剂在CSSD的使用	亓　鹏　CSSD	主管护师
	包装材料的选择及安全使用	曾宪祥　CSSD	护　师
	过氧化氢低温等离子灭菌与监测	李　伟　CSSD	消毒员
2017.11.28 感染性疾病科、急诊科	新发传染病的发病趋势流行特点和隔离防护措施	邢全台 感染性疾病科	主任医师
	经空气传播疾病医院感染预防与控制规范解读	王书会　院感处	科　长
	血源性传播疾病职业暴露防护	尹　霞 感染性疾病科	主管护师
	急诊工作场所暴力防范	赵　伟　急诊科	副主任护师

4. 科室专项自我培训

　　每月由科室院感管理小组组织进行自我培训，学习《病区医院感染管理规范（WS/T 510—2016）》《医疗机构环境表面清洁与消毒管理规范（WS/T 512—2016）》等标准，并由科室每季度将自查报告提交至院感处邮箱，进行自查自纠，院感处专职人员对自查报告逐一审核，帮助临床医务人员解决在自查中发现的问题，最后将自查报告汇总整理并编辑成册，供全体医务人员参考学习（表3）。

表3　科室自查上报表——2017年第四季度

科室自查情况	自查项目	医院感染管理	医院感染监测	消毒隔离与无菌技术操作	手卫生与职业防护	医疗废物管理
	是否完成	是	是	是	是	是
	本季度存在问题与持续改进措施	**1. 存在的问题：**病房环境卫生清洁不彻底有死角；治疗废物处理不及时；锐器盒内针头有外露的情况。 **2. 改进措施：**不定期检查病房环境发现问题及时处理；利用交班的时间进行学习，强调医疗废物要分类清楚，防止针刺伤，加强日常监督检查。				
自主培训情况	培训时间	培训题目				
	10.16	导管相关血流感染预防与控制标准操作规程				
	11.13	呼吸机相关性肺炎诊断标准与防控措施				
	12.19	医务人员职业暴露防护措施				
医院感染病例监测	月份	医院感染发生率/%				
	10月	1.18				
	11月	0				
	12月	1.08				

四、执行标准的成效

1. 培训成效

2017年专职人员培训累计开展36讲，感控专职人员培训这一模式的应用增强了青年人员沟通合作能力，提高了医院感染防控能力，为更好地服务临床打下良好的基础。

2017年全员培训从7月份到10月份，每周一期，共举办14期，进行讲座42场，其中科主任及医生讲座23场，占比55%。护士长讲座6场，感控专职人员讲座9场。医务处、护理部、法规处、后勤保障处讲座4场（图5）。

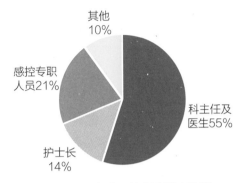

图5　2017年全员培训主讲人比例

全员累计培训8 000多人次，临床医生参会比率提高到70%以上，且参加培训的医务人员几乎覆盖了全院各个专业。这一培训模式有效调动了临床医生学习感控的积极性，真正将感控措施落实到临床诊疗全过程之中（图6、图7）。

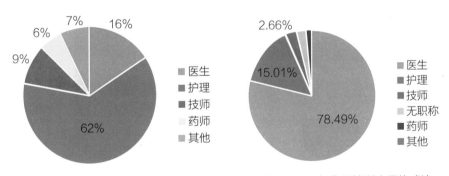

图6　2012—2016年接受培训人员分布　　　图7　2017年全员培训人员构成比

2017年重点科室专项培训共举办9期，累计40场，科室涉及重症监护科、NICU、血液透析、消毒供应中心、手术室、软式内镜等，共培训700余人次；并与呼吸科、重症医学科、检验科、药学部开展MDT一期。重点科室专项培训将感控重点聚焦到重点科室、重点环节、重点人群，起到了事半功倍的效果（图8）。

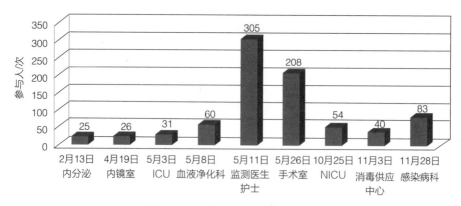

图8 2017年重点科室培训参与人次

科室自我培训结合院感相关标准规范，主动评估本科室相关医院感染高危因素，实现了感控工作从被人监督到自我监督，从"要我做"到"我要做"的思维转变，大大提高了院感管理效率。

通过上述系列培训，医务人员院感知识知晓率显著提高，医院感染发生率逐年降低。特别是近两年，急诊收治多名贯通伤患者，患者术后均未发生医院感染，这是医生主导的感控理念在临床诊疗中的具体体现（图9）。

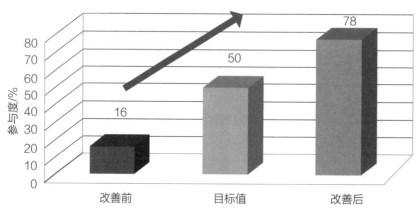

图9 临床医生培训参与度前后对比图

2. "医生主导"的感控理念推广

（1）"医生主导"的感控理念在省内提出与学术推广：2014年我院医院感染管理处处长韩辉提出"以医生为主导开展医院感染防控工作"的理念并

发起成立山东省医学会医院感染管理分会。该理念自提出以来，在省内得到广泛认可并获得良好的实践效果。2015年举办山东省医学会医院感染管理分会第二次学术会议，开展"医生为主导的手术部位医院感染防控"，并成立医院感染管理青年委员会。2016年"山东省医学会医院感染管理分会、山东省卫生人力资源管理协会医院感染管理分会、山东省医院健康管理协会医院感染管理分会临床医师感控学组成立大会暨2016年山东省医院感染管理学术年会"召开，会议设立14个临床专业分会场，学员来自全省17地市，涉及百家医疗机构，100余位临床科主任、临床专家主讲感控，参会人员近1 500人，其中医生占75%以上。2017年，在济南举办"临床医师医院感染预防与控制学术研讨会暨2017年山东省医院感染管理学术会议"，提出"临床导向、医生主导、预防为先"的大会主题，旨在深化以临床医生为主导的医院感染防控理念，促进医院感染管理的科学化、精细化发展。大会邀请了数十名国内外著名感控专家，开展近六十场学术报告。

（2）"医生主导"的感控培训理念在省内多家医院取得良好实践效果：济宁医学院附属医院发挥科室协同作用，积极组织多学科开展典型院感病例MDT工作，提升临床医生在感染防控中的主导作用，以"济医附院临床感控沙龙"等多种形式，邀请临床一线的感控工作者参加并进行感控经验分享，医院手卫生依从性由38%提升到75%；临床医生多重耐药菌"隔离医嘱"当天下达率92%提升到99%；医院感染各项目标性监测也均有明显改善。

山东第一医科大学第二附属医院是最早践行"医生主导"感控理念的单位之一。院领导在院周会、科主任会、医院感染管理委员会会议上对该理念进行宣讲与倡议，在全院医生队伍中形成了感控比学赶超的良好氛围。山东第一医科大学第二附属医院组织泰安市二级以上医疗机构临床医生新理念培训6期，培训人次共计2 000余人，使"医生主导"的感控培训理念深入到泰安市基层各医疗机构。

北大医疗鲁中医院在践行"医生主导"的感控培训过程中，除邀请科主任、护士长参与感控培训外，还开展了"感控医生说感控"演讲比赛。来自各个科室的临床医生，以"精准感控，从我做起"为主题，通过无菌观念的养成、职业防护的落实、导管相关感染防控经验、感染病例的效益分析及感控理念转变等多个方面，从不同专业，不同视角，阐述了他们对感控工作的认识及日常工作中防控措施的落实。通过这种方式，使感控知识的学习由被动灌输变主动汲取，推动了感控标准规范的落地生根。

（3）促进医院感染管理学科建设：为了让医院感染培训关口前移至在校教育，2017年联合山东大学成立了山东大学医药卫生管理学院医院感染管理培训中心，同时开设了"医院感染管理"和"消毒供应"两门网络本科教育课程，并组织编写了《医院感染管理》和《消毒供应》两个专业系列教材。此外，面向山东大学医学院本科生和研究生开设了《医院感染学》通选课程，使得医院感染教育能够从医学教育的初始阶段抓起。通过网络教学、培训等方式在全国范围培养医院感染管理专业人才，真正做到"走出去，到全国"，让理念服务全国，发挥其更大作用。

 五、执行标准的总结

"医生主导"的感控理念为医院感染管理提供了新的工作思路，即把临床医生从被监督者变为感控工作的主导者，强调临床一线即是感控一线，解决了以往感控工作在临床中难以开展的难题，开创了医院感染管理的新局面。这一理念的提出也恰好符合彼得·德鲁克对卓有成效的管理者的评价，即应具备"由技术层面进入到观念层面"的能力。

观念的改变不是一朝一夕之事，标准落实之路仍任重而道远。接下来我们会继续发挥感控文化潜移默化的影响作用，积极进行感控文化建设，开展更加丰富多样的感控培训，争取让"人人知标准、人人懂标准、人人执行标准"的目标早日实现！

（陈玉国　韩辉）

17 中央空调系统运行管理标准化建设

——《医院中央空调系统运行管理（WS 488—2016）》
（江苏省苏北人民医院）

一、执行标准的背景

　　江苏省苏北人民医院是一所拥有119年历史，融医疗、教学、科研、预防、保健为一体的大型三甲综合性医院。目前，职工总数2 530人，开放床位2 300余张。2017年门诊患者172.3万人次，出院患者10.47万人次，手术患者4.6万人次。自2002年起，医院开始着手进行整体规划改造，医院主体建筑呈半集中式布局，各建筑之间由连廊相通，极大方便了患者就诊和医疗工作的开展（图1）。

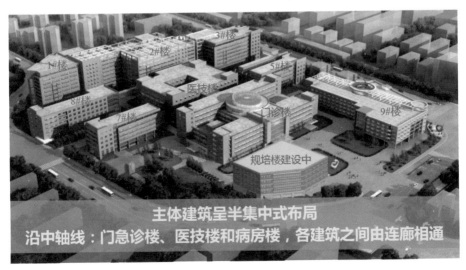

图1　苏北人民医院鸟瞰图

伴随着医院的快速发展，医院主体建筑夏季供冷及冬季采暖均采用中央空调，供应面积超18万m²。9栋大楼共分成6个空调供应中心，设有中央空调供暖机房4个，配备热交换系统10套；中央空调供冷机房5个，配备制冷机组12台，冷却塔20组，制冷量近5 000冷吨（图2）。

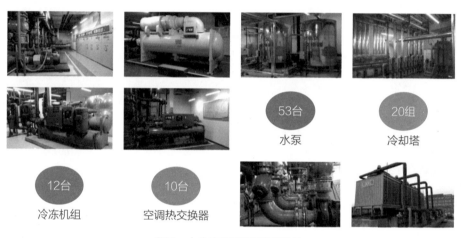

图2　中央空调系统基础条件

长期以来，后勤是医院的辅助部门，人才的培养和引进得不到足够的重视。但是，随着近年来，医疗行业的快速发展，医药卫生体制改革的不断推进，后勤运维专业化管理显得愈发重要。中央空调系统是一种涵盖暖通、给排水、电气、机械、自动化等多个相关专业的工程设备。近年来，医院后勤引进了多名专业人才，给空调运维工作注入了新鲜血液，逐步形成了一支"能打仗，打胜仗"的专业运维团队。现有空调班组成员共计15人，其中高级工程师1人，研究生学历3人，本科学历5人，高级技工6人；主要采用本院职工管理，多家外包服务单位分布运维的管理模式。运行管理模式既符合社会化发展趋势，同时也具有一定的典型性，实施标准化管理具有实际意义。

二、执行标准的计划

在医院中央空调的日常管理与服务中，设备设施是否完好，温湿度是否适宜，空气质量是否洁净，气流大小是否合理等，直接关系到患者的就医体验。因此，无论是服务要求、服务范围、复杂程度，还是安全性、可靠性、专业性等方面，都远大于一般事务的管理。为了给患者提供安全、可靠的就医环境，充分发挥服务与保障职能，医院空调运维班组始终以《医院中央空调系统运行管理（WS 488—2016）》为抓手，对照标准、查找问题、持续整改、总结经验为执行策略，持续推进标准落地生根，从而真正实现专业培训制度化，业务流程程序化，设备设施规格化，技术操作规范化。同时，借助PDCA管理工具制定出了标准化建设的时间计划表（表1）。

表1　中央空调系统运行管理标准化建设时间计划表

	2017年1月	2017年2月	2017年3月	2017年4月	2017年5月	2017年6月	2017年7月	2017年8月	2017年9月	2017年10月	…	负责人
组织标准内容学习	⇉											吴永仁
确定标准化小组	⇉											毛向阳
执行标准化规范	┈┈→											全体成员
发现管理问题			⇉									孙　鹏
原因分析			⇉									郭诚刚
目标设定				⇉								吴永仁
制定方案对策					⇉							全体成员
对策实施					┈┈┈┈┈┈→							全体成员
效果确认								⇉				管德赛
持续整改									→┈┈→			全体成员
总结经验									┈┈┈→			管德赛

三、执行标准的过程

在标准化建设过程中，我们主要在组织学习标准、完善管理组织架构、优化制度流程、规范档案管理、加强设备管控、完善应急机制、强化外包管理7个方面，循序渐进，分步实施。

1. 组织学习标准（表2）

表2 中央空调系统标准化建设参照标准

标准编号	标准名称
WS 488—2016	医院中央空调系统运行管理
GB 5749	生活饮用水卫生标准
GB 19210	空调通风系统清洗规范
GB 50050	工业循环水处理设计规范
GB 50365	空调通风系统运行管理规范
GB 15982	医院消毒卫生标准
GB/T 17094	室内空气中二氧化碳卫生标准
WS 394	公共场所集中空调通风系统卫生规范
WS/T 396	公共场所集中空调通风系统清洗消毒规范

对标准WS 488—2016相关内容的透彻理解是能否实现标准化管理的基础，尤其对该标准内还引用或参照的其他相关标准的内容，实现全面覆盖，加强进一步的理解和实践。

2. 完善组织架构

为了进一步落实标准化管理，医院成立了以院领导为组长、后勤保障部主任、动力科长为副组长的管理团队，分工明确，职责清晰。主管院领导负责统筹管理，后勤保障部主任组织拟定制度及运行管理所需资源配置；动力科长全面负责系统运行、人员培训；运维人员负责系统的日常巡检、维护保养、突发故障排除。

3. 优化制度流程

（1）梳理完善管理制度：制度规范化建设是加强医院后勤管理的必要基础，必须规范班组管理，细化工作制度，严格落实岗位职责，才能实现提升后勤工作执行力和服务保障能力的目标（图3）。

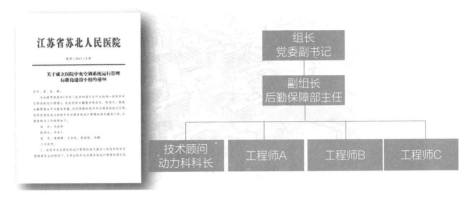

图3　中央空调系统运行管理标准化建设小组架构

中央空调班组依据卫生行业标准《医院中央空调系统运行管理（WS 488—2016）》以及《江苏省三级综合医院评审标准实施细则（2017版）》，从以下几个方面加强制度体系标准化建设：第一，剔除掉与标准不适应的陈规，对照标准增添科学合理的制度条款，优化工作职责、操作流程、考核监督机制，做到有规可依，有章必循。第二，梳理完善岗位内容，明确岗位职责，改进人员对各自岗位的认知，最大限度科学用工。第三，优化应急制度及操作流程，重点强调预案的可操作性，杜绝纸上谈兵，形成科学的措施方法。中央空调组共建立50余项制度文件，包括：《机房安全管理制度》《设备巡视检查制度》《设备维修保养制度》《空调系统清洗和消毒制度》《应急预案》《机房访客登记表》等。同时，定期依据标准内容和实际情况更新条例制度，严格按照最新规定指导操作。

（2）流程优化是一项策略，通过不断发展完善优秀的业务流程，提高服务水平，才能保持医院的质量优势。结合医院中央空调系统运行管理的特点，我们不断的优化各个服务环节，得到了一套符合自身要求的服务流程。

如图4所示，医院建立了后勤一站式服务报修平台。报修平台会根据中央空调故障报警级别逐层推送给相关人员。按照运维内容的范围，报修平台将直接推送至空调运维人员或外包公司，经由线上系统报告维修人员名单及维修材料申请，然后在线下对故障现场的问题进行维修处理，同时随时在线上反馈维修进度，方便管理人员及科室了解相关情况；维修完成后维修人员将上报至系统，系统会在与故障报修人反馈维修结果后进行结案处理，从而实现维修程序的闭环管理（图4）。

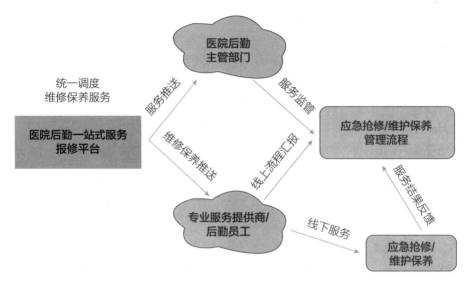

图4 中央空调组维修保养服务流程

4. 规范档案管理

档案资料是开展运维工作的基础资料，保证内容翔实，及时更新，全面反映医院中央空调运行基本状况和安全管理情况。

遵循标准WS 488—2016，中央空调班组先后编制及完善修订中央空调系统运行日常管理的设备档案及台账资料十多项，包括：①管理性档案：设备维修维护保养管理规范、配件及耗材使用管理规范、承包商管理规范等，从而明确了管理目的、工作职责，规范了相关要求及过程控制，是中央空调系统运行的基本纲领。②技术性档案：楼宇中央空调系统图和平面图、空调机房系统图和平面图、中央空调系统设备操作及维护手册等，保证了维修维护工作正常开展，是实现标准化操作的基本条件。③运行记录档案：安全检查记录、空调系统清洗及消毒记录、空调系统事故分析处理记录、应急预案演练记录等，真实反映了日常操作工作落实情况，控制服务质量，使考核监督工作有据可依。

此外，还建立了中央空调设备电子档案库，根据项目管理（project management PM）计划，保证设备保养按时完成，提高了设备平均无故障时间，实现了设备设施的科学维护保养。

5. 加强设备管控

医疗机构中的后勤保障可靠性要求高，专业性强，覆盖面广，任务艰巨，责任重大。医院中央空调设备数量多、分布广；每年年初外请专家对医院空调系统进行综合评估，制订完备的全年运行方案及备品备件购置计划；对空调系统中相关安全附件交由专业机构进行定期检验，保障空调供应季的平稳度过。依据标准内容，我们运用PDCA管理工具制定出每年中央空调系统清洗和消毒时间表、路线图及实施方案。做到：

（1）依据GB 50365、设备厂家技术说明定期对空调冷热源主机进行安全性能检测及维护保养，同时在冷热源主机正常运行期间，对设备状况进行跟踪记录。

（2）依据GB 50365、设备厂家技术要求、空气过滤器检查周期、评价指标及管理要求等定期对空调末端设备及过滤器进行清洗、消毒和更换。

（3）依据GB 50050、GB 50365、WS/T 396规定定期对冷却塔、冷冻水、冷却水管路进行清洗和消毒。

（4）依据GB 19210、GB 50365、WS 394、WS/T 396的要求定期对空调系统风道进行清洗和消毒。

以上内容在疾控部门组织的公共场所中央空调系统卫生状况检测中，所有指标均达到国家和卫生行业标准。

6. 节能管理

长期以来，空调是医院的用电大户，2016年医院中央空调系统耗电占比达到65%，节能降耗势在必行。首先，我们形成了每日空调用电量报表，持续跟踪高耗能设备，并进行月度分析；其次，根据医院每日用电峰谷情况，及时调整空调设备的经济、高效、节能运行。同时，医院还陆续投入大量资金对老旧设备进行技术改造，包括冷却塔技改：增加变流量喷嘴和水力稳压器，解决塔盘布水不均、堵塞、溢水，造成水资源的严重浪费问题；淘汰老旧空调循环泵，增加水泵变频软启动装置，减小对医院供电系统波动；对运行多年，制冷效率下降的冷冻机组核心部件进行返厂维修保养等。通过严格管理和技术革新相结合，使得整体空调效能大幅提高，能耗稳步降低。

为加强设备管理，医院逐步推进空调设备全生命周期管理。首先，详细梳理医院所有空调设备，包括：风机盘管、新风机组、可变冷媒流量（VRV）空调系统、分体空调、冷水机组、水泵、热交换器等，共计4 000余台。其次，根据梳理出的设备基本信息：设备型号、启动日期、地点、功率、制冷量、检修记录等，编制出每台设备唯一条码，并制作成标签后一一张贴。逐步形成微信扫码报修，手机应用随时跟踪工单的服务流程，同时对设备的维护维修以及人员工作量实现了精确统计（图5）。

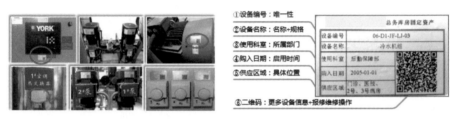

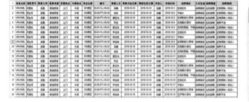

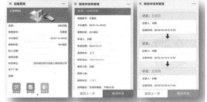

图5　中央空调设备全生命周期管理

通过以提高设备可靠性为目标，以设备台账管理为基础，以设备定期工作管理、技术监督等预防性、预警性管理为核心，以检修管理、技改管理等计划性、项目性管理为依托，以设备缺陷管理、运行值班管理等日常运营性管理为抓手，建立起一个系统化、立体化、动态化的设备全生命周期管理体系。

此外，医院还引进了中央空调设备远程监控报警系统BIM运维平台，实时监控大型空调设备运行状态。将原来静态的、片面的设备台账管理上升到动态的、系统化的设备健康档案管理，将原来事后抢救、疲于奔命式的设备管理转变为事前预防性的设备管理，从而实现了故障问题的"预检预修"。

7. 完善应急机制

根据工况完善应急机制，重点强调预案的可操作性，加强人员应急预案演练，尤其开展与手术室、ICU等重要科室的多部门联合演练，提高运维人员面对应急突发事件的处置能力。

第一，详细梳理了所有可能出现的突发故障情况，制定对应的应急预案流程，包括《空调机组故障应急预案》《循环水泵故障应急预案》《冷却塔故障应急预案》《管网系统故障应急预案》等十余项。每个应急预案措施按照统一格式进行详细描述，以便指导和规范工作，做到技术操作规范化；第二，建立中央空调系统突发事件领导小组，并根据不同的故障类型明确各人员工作职责；第三，定期组织班组所有人员学习最新的应急预案，保证人人参与，无一缺席；第四，每季度定期举行一次应急演练活动，不断检验预案的可操作性以及人员的操作不足，保证整改持续，检验及时；第五，建立了完整的应急档案记录，详细记录每次应急演练和真实应急排障的过程，为不断改进方法和措施提供依据（图6）。

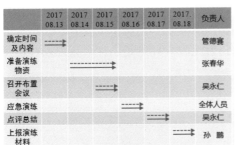
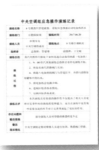
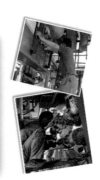
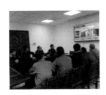
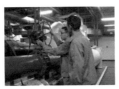
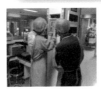

图6　中央空调设备全生命周期管理

此外，对PDCA循环法等管理工具的灵活使用，使得我们能够更好地响应应急事件，从而形成一套闭环的、可持续的管理体系。

8. 强化外包管理

医院后勤服务社会化是为了通过引入专业的管理团队，解决医院后勤运行存在的高成本、低效率，低质量的问题，同时辅助医院提高后勤服务的质量和满意度。

中央空调系统运维工作具有专业性强，复杂度高，涉及面广的特点。为强化外包管理，医院高度重视外包协作单位的遴选、监管、考核、评价工作，主要通过三个方面对外包管理工作进行改进：①提高认识，认真履行外包项目管理；②关口前移，加强外包单位入院审查；③规范管理，实现外包项目全程监控。

四、执行标准的成效

经过一系列标准化的建设与执行，医院中央空调系统的管控取得了一定成效。在医院业务量不断增加的情况下，2017年与2016年的前三季度相比，维修量下降了12.78%，结合服务质量满意度分析结果，说明维修质量有所提高，减少了反复修理的频次；同时，万元收入耗电量、耗水量以及耗汽量分别减少了4.75%、3.86%和15.38%（表3、表4）。

表3 标准执行前后维修总数比较（次）

执行前后	时间	维修	保养及其他	合计
执行前	2016年1季度	612	32	644
执行前	2016年2季度	849	18	867
执行前	2016年3季度	1 041	15	1 056
2016年1—3季度合计		2 502	65	2 567
执行后	2017年1季度	533	24	557
执行后	2017年2季度	757	13	770
执行后	2017年3季度	902	10	912
2017年1—3季度合计		2 192	47	2 239

表4　标准执行前后万元收入能耗对比

	用电量（万度）	用水量（吨）	用汽量（吨）	业务收入（万元）	万元收入耗电量（度）	万元收入耗水量（吨）	万元收入耗汽量（吨）
2016年1—3季度	1 419.58	465 090	22 642.5	144 161.82	98.47	3.23	0.15
2017年1—3季度	1 416.19	468 870	19 357.5	150 997.92	93.79	3.11	0.13
增量	−3.39	3 780	3 285	6 836.1	−4.68	−0.12	−0.02
增幅	−0.24%	0.81%	14.51%	4.53%	−4.75%	−3.86%	−15.38%

此外，2017年医院后勤外包服务满意度从93.98%上升到97.2%，管理费用占业务收入比例由1.88%下降至1.69%，逐步形成了一条服务满意，费用合理，管理精细的医院后勤服务社会化管理路径，为医院全面发展提供了强有力的支撑。

严格执行好标准，实现了更满意的服务体验、更快捷的服务响应、更优质的服务质量、更标准的工作流程、更高效的工作效率、更低廉的运营成本。近年来，医院后勤保障部在服务创新、精细管理、人才队伍、技术引进、深化改革等方面做出了积极的探索，先后分别荣获2016年、2018年全国卫生产业企业管理协会和健康报社共同颁发的"全国医院后勤管理创新先进单位""全国医院后勤管理创新示范单位"，以及2019年国家机关事务管理局、国家发展改革委、财政部共同颁发的"节约型公共机构示范单位"等荣誉称号，赢得了广大人民群众和职工的信任和赞誉。

五、执行标准的总结

严格执行好标准，使医院中央空调系统运维工作逐步由粗放式管理走向精准化管理。近年来医院中央空调系统运行管理之所以取得一定成绩，其得益于领导的高度重视，标准及管理工具应用的日趋普及，人才培养力度不断加大，信息化应用水平不断提高，监管考核制度更趋完善以及运维人员坚决按制度办事、按流程操作的工作态度。然而，面对医改新形势，我们也面临了一些新的问题，如：服务需求个性化、监管考核人性化、设备设施智能化、技术革新精细化等。这些内容都需要我们在今后的工作中，将标准化建设持续执行下去。标准化管理不是目的，它是一种解决管理问题的手段，一种提升管理能力的工具，是实现医院高质量发展的必由之路。服务满意度的提升和运营成本的降低永远都是医院后勤管理人孜孜不倦追求的目标，未来后勤管理工作围绕目标的实现还需要不断的改变和创新，而后勤服务标准化将是改革发展的总趋势（图7）。

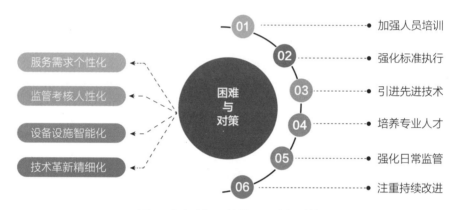

图7 中央空调系统管理困难与对策

标准化建设工作是一个长期的过程，需要不断地丰富和深化。在实践中摸索、在摸索中反思，在反思中创新，只有这样才能发展形成后勤管理的最优模式，才能促进医疗服务事业的不断前进。

（吴永仁 孙鹏）